U品生活
U product life

每天补足营养素
健康长寿到天年

防病有道
275种
时令蔬菜
专家教你营养搭配

营养均衡才能提高免疫力

修订版

老年人
营养365

臧俊岐 ◎主编

在寻常生活中，**吃**得健康，**吃**得快乐
不得慢性病，**长寿**又**延年**

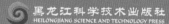
黑龙江科学技术出版社
HEILONGJIANG SCIENCE AND TECHNOLOGY PRESS

图书在版编目（CIP）数据

老年人营养365 / 臧俊岐主编. -- 2版. -- 哈尔滨：
黑龙江科学技术出版社，2020.5
ISBN 978-7-5719-0279-7

Ⅰ.①老… Ⅱ.①臧… Ⅲ.①老年人－营养卫生
Ⅳ.①R153.3

中国版本图书馆CIP数据核字(2019)第186557号

U品生活
U product life

老年人营养365

LAONIANREN YINGYANG 365

主　　编　臧俊岐
责任编辑　王　研
封面设计　何智杰
出　　版　黑龙江科学技术出版社
地　　址　哈尔滨市南岗区公安街70-2号
邮　　编　150007
电　　话　（0451）53642106
传　　真　（0451）53642143
网　　址　www.lkcbs.cn
发　　行　全国新华书店
印　　刷　雅迪云印（天津）科技有限公司
开　　本　710 mm×1000 mm　1/16
印　　张　13
字　　数　180千字
版　　次　2020年5月第2版
印　　次　2020年5月第2次印刷
书　　号　ISBN 978-7-5719-0279-7
定　　价　39.80元

序

　　一个人的健康长寿取决于许多因素，如先天的遗传因素，后天的膳食营养、生活方式、卫生状况、生活环境、身体运动状况、精神状态、嗜好习惯等。但在这些因素中，营养膳食是最基础、最主要、最根本的。

　　人进入老年之后，身体的生理状况、各器官的功能等方面都会发生不同程度的退化。而营养是抗衰老的最重要的因素，如果在老年阶段讲究科学合理的营养膳食，日常注重低能量、优质蛋白质、不饱和脂肪酸、多种维生素、钙、铁、硒等营养素的合理摄入，这对于抗衰延年和确保健康长寿将具有重要意义。

　　但是现代社会的食物种类越来越多，老年人面对的选择越来越多，导致很多老年人不是营养过剩就是营养失衡，进而威胁到身体健康，无法健康长寿地生活。不用担心，学会调整自身对营养的摄取就能达到强身健体、延年益寿的目的。

　　进入本书，让营养学教您一天比一天健康长寿。

首先，了解必要的基础营养学知识是不可或缺的。并非营养越丰富就越好，也并非只摄取一种或少数几种营养就够了。

其次，要了解生活中各类食物的特性及独特的营养结构。书中非常详细地讲解了哪些食物宜吃，哪些食物不宜吃；哪些食物应该多吃，哪些食物不宜多吃或尽量不吃。另外，每种食物都有适当的烹制方式，否则会破坏食物的营养结构。

再次，通过均衡的营养搭配补充身体所需。科学选择一日三餐的食材，不偏食、不挑食、不暴饮暴食，控制营养的摄取量。可以依照本书选购当季食物，运用正确的烹调方法，制作营养均衡的美食，这样健康长寿就离您不远了！

最后，本书总的目的就是帮助老年人保持健康，从营养学角度入手，从日常生活入手，从细致处入手，养成合理的饮食习惯，保持心情愉快舒畅，帮助老年人活到天年，长命百岁。

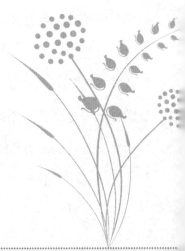

❀ 目录

Part 01 一月：
40岁后学点营养学

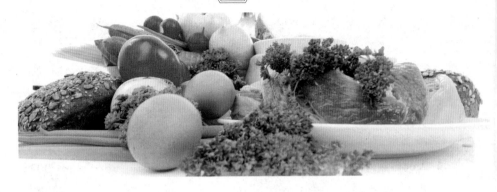

Part 02 二月：
营养需均衡

Part 03 三月：
认识营养素

Part 04 四月：
了解日常食物

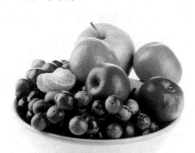

Part 05 五月：
饮食科学搭配

Part 06 六月：
营养因人而异

Part 07 七月：
烹制食物有方法

Part 08 八月：
吃对食物不生病

Part 09 九月：
餐桌上的中药

Part 10 十月：
合理控制体重

Part 11 十一月：
食品安全新知

Part 12 十二月：
长寿食补良方

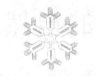

Part 01
一月：40岁后学点 营养学

四十不惑，五十而知天命。

当步入人生的中点时，

生理上将会呈现明显退化的特征，

消化吸收逐渐变慢，

各种疾病也一一"找上门来"。

这时，营养就决定寿命，

吃什么，怎么吃，

将决定着你的后半生幸福。

1.人的自然寿命

人到中年的时候，上有老下有小，正是养家糊口压力最大的时候，但是自己的身体也是这个时候开始出现越来越明显的衰老迹象。相信每一个向往健康生活的人这个时候都会想，自己还能健康地活多久？

笔者在这里给大家介绍一种简单的估算人类自然极限寿命的方法，即细胞分裂次数与周期测算法：

科学研究发现，哺乳动物的自然寿命是其细胞分裂周期与分裂次数的乘积。人类每次细胞分裂的周期为2.4年，一生可分裂50次左右，那么人类的自然寿命为120岁左右。

我国中医名著《黄帝内经》对人的自然寿命也有论述："上古之人，其知道者，法于阴阳，和于术数，食饮有节，起居有常，不妄劳作，故能形与神俱，而尽终其天年，度百岁乃去。"意思是上古时代的人，那些懂得养生之道的，能够取法于天地阴阳自然变化之理而加以适应，调和养生的方法，饮食有所节制，作息有一定规律，既不肆意劳动工作，又避免过度的房事，所以能够形神俱旺，协调统一，活到天赋的自然年龄，超过百岁才离开人世。

所以说，不管是古代圣人的观点，还是现代的科学研究，都证明人在自然情况下是可以活到100岁以上的。不过重要的是，要懂得养生之道，其中"饮食有节"又是一个很关键的方面，用现在的话来说，就是要注意营养。

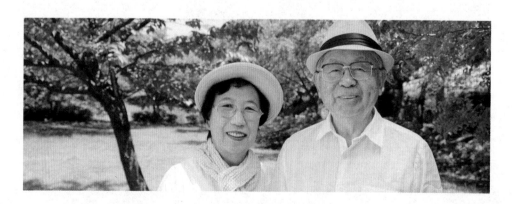

2. 营养决定寿命

> 我们知道，营养对于人体健康是很重要的。如果我们的身体营养充足而均衡，那就会很少生病，人也不容易衰老，寿命自然就长。

科学家针对人体细胞衰老的问题提出了自由基学说。体内的氧化反应会不停地产生自由基，而且人体会从被污染的外界环境中吸收自由基。少量的自由基可促进细胞分裂和分化，从而促进生长发育。过量的自由基则会促进人体细胞的衰老。因此，为了减缓衰老的进程，我们必须减少体内自由基的生成，也要清除体内过多的自由基。而抗氧化清除自由基的物质从哪里来呢？答案就是我们食物中的营养。人体中的抗氧化系统离不开食物中的某些营养素，例如谷胱甘肽过氧化物酶是人体中重要的抗氧化酶类，而谷胱甘肽过氧化物酶有一个必不可少的组成成分，那就是我们人体必需的矿物质——硒。

硒只是众多抗氧化营养素中的一种，其他抗氧化营养素包括维生素A、维生素E、维生素C、胡萝卜素，以及植物活性物质如茶多酚、大豆异黄酮、番茄红素等，这些抗氧化营养素主要存在于新鲜的蔬菜、水果、坚果、茶叶、菌菇以及藻类等食物中。

要想长寿，就必须注意饮食营养，多吃新鲜蔬菜、水果等食物，从而补充足够的抗氧化营养素，减少体内的自由基，延缓衰老。

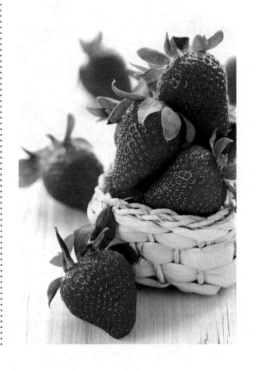

3.你吃的食物决定晚年的生活质量

> 充足而均衡的营养不仅能让你身体健康，少生病，从而减轻家庭经济负担；也能让你每天精力充沛、心情愉快，从而减少与他人的矛盾，尤其是家庭矛盾。因此可以说，你吃的食物可以决定你晚年的生活质量。

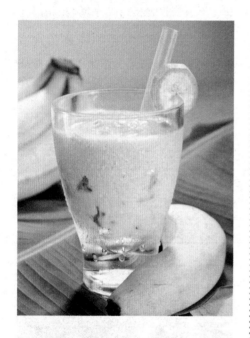

我们经常会有这样的经历，当我们饥饿而又暂时没有食物可吃的时候，不仅会感觉全身没力气，还会觉得心里莫名其妙地发慌。这是为什么呢？原来，这主要是因为我们体内的血糖低于正常值，大脑神经缺乏糖类的供给，自身能量不足从而导致身体其他功能失去控制，所以表现为心发慌。

再比如，香蕉在欧洲素有"开心水果"的美誉，因为它富含一种人体必需的矿物质——镁，而镁可以参与维持神经肌肉兴奋性。体内镁偏低会使人容易紧张，而镁充足则让人镇静、舒缓。钙对神经和肌肉的作用与镁相似，所以睡前喝一杯牛奶（含钙较高）有助于睡眠就是这个道理。当然，牛奶中还富含各种氨基酸，对神经系统也有很好的营养作用，这也是很重要的一个因素。

总之，营养不仅有利于躯体的健康，更对人的情绪有直接的影响。中老年人由于身体各方面功能逐渐衰退，社会认同感也在下降，因此心情往往容易低落，生活质量也逐渐下降。如果此时注意饮食营养，则对提高生活质量有莫大的帮助。

4. 小寒节气的饮食

> 俗话说"冷在三九，热在三伏"，小寒往往是在三九天前后，所以小寒的天气是异常寒冷的。小寒是二十四节气中的第二十三个节气，是表示气温冷暖变化的节气，在每年公历1月5日至7日。

为了帮助身体抵御严寒，我们应多吃一些温补的食物。小寒因处隆冬，土气旺，肾气弱，因此，饮食方面宜减甘增苦，补心助肺，调理肾脏。所谓"三九补一冬"，但小寒时切记不可大补。在饮食上可多吃羊肉、牛肉、芝麻、核桃、杏仁、瓜子、花生、松子、葡萄干等，也可结合药膳进行调补。

5. 腊八粥的讲究

> 农历十二月初八是中国传统的腊八节，在这一天，民间有喝腊八粥（有的地方叫腊八饭）的风俗。

腊八粥又叫"七宝五味粥"，据《燕京岁时记·腊八粥》记载："腊八粥者，用黄米、白米、江米、小米、菱角米、栗子、红小豆、去皮枣泥等，开水煮熟，外用染红桃仁、杏仁、瓜子、花生、榛穰、松子及白糖、红糖、琐琐葡萄，以作点染。"腊八粥以八方食物合在一块，和米共煮一锅，是合聚万物、调和千灵之意。

现在的腊八粥的配料是依个人口味而定的。因为腊八粥的材料是五谷杂粮以及有滋补作用的其他食材，所以营养丰富，具有很强的保健价值，可以起到补气益肾、利水消肿、固精止泻等多种功效。

6. 中年以后生理功能明显退化

> 正因为进入中老年以后人体细胞不断衰老，以及由细胞组成的器官功能下降，所以中老年人的总体生理功能会出现明显的退化。

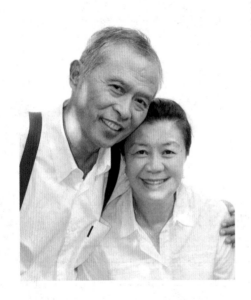

消化系统的衰老表现为无法吃较硬或较大块的食物，而喜欢吃柔软和小块的食物，进食速度也比较慢。由于胃容量减小，所以食量也比年轻时下降很多。胃肠蠕动减慢则表现为容易便秘。

神经系统和运动系统的衰退则表现为反应变得迟钝，剧烈运动能力下降；容易失眠，睡眠时间缩短，也容易得老年痴呆症和帕金森病。

内分泌系统功能下降则表现为更年期症状，或患有肥胖、糖尿病、骨质疏松等慢性病。

泌尿系统、生殖系统的衰退则表现为尿频、尿失禁、性冷淡，男性容易出现阳痿、早泄，精子活力下降；女性会出现卵巢逐渐萎缩、停经等。

免疫系统的衰退则表现为免疫力的下降，比年轻时更怕冷，每当天气转凉时就容易着凉感冒、咳嗽等，甚至引起哮喘病复发，导致人体对自身产生变异的细胞的清除能力下降，甚至引发癌症。

从中老年人的外表上看，比较明显的衰老特征是皮肤、头发、牙齿和体形的改变。皮肤会因失去水分和蛋白质而变得干燥、粗糙、起皱纹等，头发变白或脱落，牙齿也渐渐脱落，骨骼因为钙和蛋白质的丢失而容易变形，出现驼背、弯腰等。

7. 中老年人的心理变化

> 随着年龄的增长，人体不但会出现生理功能的衰老和退化，也会出现相应的心理变化。中老年人心理的变化主要体现在以下几个方面：

情绪改变 有些中老年人因为自己的身体功能衰退而整天情绪低落、郁郁寡欢；有些中老年人感觉自己失去了社会的认可，每天闷闷不乐。

性格的改变 有些中老年人因为社交活动的减少而变得邋遢、不修边幅；或者变得敏感多疑；有些人则变得说话啰唆、幼稚、不讲理等。

孤独、抑郁 居家的老人往往因为身体不适、腿脚不灵便，很少外出社交，跟家里年轻人又玩不到一块，因此变得孤独。

虽然中老年人容易产生消极心理，但是也有很多中老年人对人生有很好的领悟，重拾自己的兴趣和爱好，不但消磨了时间，心态也变得很乐观。

8. 中老年人更要重视营养

> 中老年人由于体质变差、身体器官衰退、消化吸收功能变差、分解代谢增加等原因，所以中老年人有预防疾病和减缓衰老的迫切需求，更要重视饮食营养的质量。

老年人易患各种慢性病，对感染性疾病的抵抗力也有所降低，因而平时注意补充营养、增强体质很重要。科学家通过对长寿老人的调查研究发现，大部分长寿老人除了心态乐观和经常运动外，还有一个很重要的习惯就是不挑食，而且他们特别喜欢吃粗粮、豆类、蔬菜、水果、薯类等健康食品。

总之，中老年人注重饮食营养是很重要的。

9. 养成良好的进食习惯

> 不管是老人还是小孩，抑或是青年人，饮食习惯对健康的影响是长期且根本性的。中老年人由于体质变差，养成良好的进食习惯就更为重要了。

中老年人平时饮食要注意食物结构的调整，多吃富含优质蛋白质的食物，限制脂肪含量高的食物。为了延缓衰老和预防便秘，还要多吃新鲜蔬菜水果等。

饮食与运动、睡眠的关系也要处理好，如刚吃完饭不宜立即散步，因为会影响消化；而刚做完剧烈运动也不宜立即进食。

吃饭时不宜狼吞虎咽，要细嚼慢咽，不然容易噎住，也会大大加重肠胃负担。饭后不宜大量饮水，这也会引起消化不良。

不良的饮食习惯看似事小，但长此以往会对健康造成很大的影响。因此，纠正不良饮食习惯，为健康的晚年生活保驾护航势在必行。

10. 养生的概念

> 现在，养生已经是一个越来越热门的话题。养生起源于道家，原指通过各种方法颐养生命，从而达到延年益寿的各种活动的统称。现在指根据人的生命过程规律主动进行物质与精神的身心养护活动。

因此，养生是贯穿整个生命周期的过程，我们年轻的时候就应该学会养生。我们要学会养生，必须要多学一些中医和营养知识。

由于养生概念广泛，涉及的学说众多，因而分类也很多。按理论体系可分为中医养生、营养养生、佛家养生、道家养生、儒家养生等。我们这本书主要讨论营养养生，另外还会教大家一些中医养生的方法。

11. 如何食疗养生

> 食疗养生是指通过调摄饮食的方法达到养生的目的。传统观念认为，食疗养生指的是中医食疗养生，但是现在人们越来越重视营养调理，所以现代观念认为的食疗养生主要是指在中医食疗学和营养学指导下的养生方法。

需要指出的是，食疗要有营养学理论或中医理论的指导，才能达到食疗养生的效果。中医食疗讲究的是用药膳、药酒或膏方滋补身体的虚损，调整身体的阴阳以达到平衡，从而达到养生的目的。

总而言之，营养和中医食疗都要根据食疗对象的具体情况来制定方案，而且最终都是要达到补充身体所缺乏物质、调整身体平衡的目的。

12. 中老年人不易消化的食物

> 对于中老年人来说，在咀嚼食物能力和消化吸收功能方面都出现了不同程度的下降，因此，了解哪些食物不易消化是很重要的。下面就向大家介绍一下这些食物。

不易消化的食物

①质地较硬且难以咀嚼的食物，如含有粗纤维较多的蔬菜等。

②含脂肪较多的食物，如肥肉、油炸食物、奶油等。

③高糖分的食物，如甜点、蛋糕等。

④寒凉的食物，如冷饭、煮熟后放凉的土豆、冰淇淋等。

⑤未煮熟的食物，尤其是肉类，主要有未熟透的牛肉、生鱼片等。

⑥本身难以消化的食物，如糯米、芋头、未加工的豆类等。

13. 缺什么就该补什么

> 营养对人体健康很重要，人体缺乏哪些营养素，就应该及时补充哪些营养素。

人体的每种必需营养素都对人体的功能有重要作用，因此是缺一不可的。一旦缺乏某种必需营养素，就像木桶效应，会导致人体功能的下降，所以一定要及时补充。中老年人的营养缺乏问题主要是因为咀嚼能力变差，减少了很多需要咀嚼的食物的摄入，从而导致某些营养素的缺乏。如大部分水果都需要咀嚼，咀嚼能力差的中老年人往往会减少吃水果的次数，从而造成体内缺乏多种维生素，尤其是维生素C。大部分肉类也需要咀嚼，如果少吃红肉类，则容易出现缺铁性贫血。

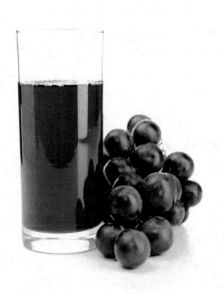

另外一个缺乏某些营养素的原因是中老年人的胃肠道消化吸收功能下降。相对于年轻时期，中老年时期人体对几乎所有的营养素的消化吸收能力都有所下降。因此，为了保证中老年时期有足够的营养摄入体内，要选择营养丰富而又易于消化吸收的食物。如可以多选择粥食和汤食，也可以将水果打成果汁喝下去。

如果无法从食物中获取足够的营养，可以服用营养补充剂来补充身体缺乏的营养。需要注意的是，不同的营养素有不同的补充方法，营养补充剂尽量要在专业营养师的指导下服用才能达到理想的效果。

14. 慢性病与营养

> 预防和调理慢性疾病可谓是营养学的强项，因为大部分慢性疾病本身就是饮食方法不恰当和营养不良造成的。

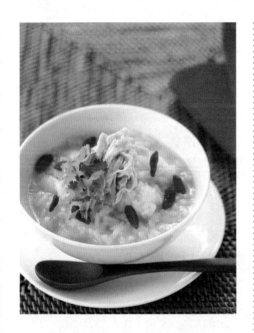

大家都知道，慢性病是很难一下子治好的疾病，大部分选择药物治疗的慢性病患者都要长期服药。然而"是药三分毒"，长期服药会对肝肾功能造成损伤。虽然服药控制住了病情，但并没有从根本上治好疾病，一旦停药就会很快复发，如高血压就是如此。因此，靠长期服药来治慢性病不是最好的选择。

相反，由于很多慢性病本身就是营养不良造成的，如营养过剩造成肥胖，营养缺乏造成过度消瘦，营养不均衡可能会罹患高血压、糖尿病等慢性病。当然，很多慢性病可能是营养过剩、缺乏和不均衡的情况兼而有之，这要根据实际情况做出诊断。

肥胖、高血压、糖尿病、痛风等慢性病被称为"富贵病"，是随着人们生活水平的提高而逐渐流行的。世界上很多国家的慢性病流行都呈现出类似的特点，当生活水平提高了，告别饥饿的人们便会大吃大喝，对饮食失去控制，从而出现各种慢性疾病。

所谓"心病还需心药医，解铃还须系铃人"，慢性病也是一样的，既然是饮食导致的疾病，那用饮食营养的方法来调理自然是首选。病情比较轻的慢性病可通过学点营养学知识自己调理，严重的慢性病调理则需要在有经验的临床营养师的指导下进行。

老年人
营养365

15. 大寒节气的饮食

> 大寒是二十四节气的最后一个节气，在每年公历1月20日前后。据《三礼义宗》中记载："大寒为中者，上形于小寒，故谓之大……寒气之逆极，故谓大寒。"

有句谚语："小寒大寒，杀猪过年。"这说明，到大寒的时候，人们要把猪杀好，准备过年。因为这时的气温是二十四节气中最低的，所以更要注意保暖，不要吃寒凉的食物，要多吃温补脾、胃、肾的食物，如姜、胡椒、羊肉、枸杞等。另外，还要注意补充维生素C，以增强身体对严寒的抵抗能力。

应季食物中富含维生素C的有白菜、萝卜、脐橙、橘子等。由于此时的新鲜蔬菜一般是大棚种植的，如不喜欢吃反季节蔬菜，可以吃维生素C营养补充剂。

16. 雾霾天补肺炖点猪肺汤

> 一月份天气寒冷，容易出现雾霾天气。空气中飘浮着很多可吸入颗粒物（PM2.5），这些颗粒物会对人体的肺部造成很大的危害。我们这时可以经常喝一些猪肺汤，清肺润肺，以减轻肺脏受到的损伤。

材料： 猪肺200克，雪梨80克，姜片20克，盐、鸡粉、料酒各适量。

做法： 1.洗净的雪梨切块，处理好的猪肺切块。

2.锅中加适量清水，倒入猪肺加盖煮约5分钟至熟，捞出，待用。

3.煲仔加适量清水，烧开，再倒入猪肺、姜片、料酒，烧开后用小火煮40分钟。

4.揭盖加入雪梨，加盖用小火煮10分钟。

5.揭盖，加盐、鸡粉调味，盛入汤碗中即可。

17. 糯米好吃难消化

中医认为，糯米有补虚、补血、安神、健脾暖胃、止汗等作用，适用于脾胃虚寒所致的反胃、食欲减少、泄泻和气虚引起的自汗、盗汗、气短、妊娠腹坠胀等，对腹胀、腹泻也有一定缓解作用。

糯米虽好，但是也有黏腻、难消化等缺点，所以消化能力较差的人群（包括中老年人）以及患有心脑血管疾病的人、糖尿病人等应当少吃，一次性摄入糯米制品建议不要超过50克。吃过多糯米制品容易引起胃胀、泛酸等症状，还会增加体内的湿热症状。

18. 除夕的饮食

除夕的年夜饭是我们中国人一年中最重要的一餐团圆饭，一般出门在外的家人都会回到家中一起吃年夜饭。

年夜饭是一年中最隆重、最丰盛的一顿饭，这一餐包含的食物品种也是最多的。根据地域和民族的不同，饭菜的品种也有所区别。北方地区一般都要吃饺子，而南方的客家地区则用酿豆腐代替饺子。除了饺子和豆腐，年夜饭中必不可少的食物还有鸡肉、鱼。"鱼"和"余"谐音，寓意"年年有余"。年夜饭常吃的蔬菜有白萝卜，菌类有香菇。白萝卜俗称菜头，与"彩头"谐音，寓意来年有好彩头。

总的来说，大部分年夜饭食物的烹调方法还是比较健康的，但是因为肉食比较多，素食相对比较少，还有一些菜是经过油炸的，所以，建议中老年人可以每个菜都尝一尝，但是比较油腻的要少吃一些。

老年人
营养365

19. 大年初一的饮食

> 大年初一即是我们常说的"春节"。在民间，传统意义上的春节
> 是指从腊月的腊祭或腊月二十三、二十四的祭灶，一直到正月十九。

大年初一的饮食除了三餐和年夜饭类似外，最大的特点就是餐间有各式各样的点心和零食。这些食物是年前就准备好了的，有些是市场上买的，有些是自制的，通常包括花生、瓜子、红枣、葡萄干等坚果或干果，以及糖果、饼干等，还有一些是地方特色小吃，如年糕、春卷、糍粑、煎堆等。

对于中老年人而言，春节小食可以多吃一些坚果类，而味道比较咸、甜和油腻的要少吃，从市场上买来的糖果、饼干和含较多食品添加剂的点心也要少吃。

20. 枸杞子补元气

> 我们这里说的枸杞子是指茄科植物枸杞的成熟果实。枸杞子是一
> 种药食两用的滋补食品，可以很好地补充元气。

枸杞子中的主要活性成分是枸杞子多糖，具有增强免疫力、降血压、降血脂、降血糖等多种功能。

据《本草纲目》记载："枸杞子，补肾生精，养肝……明目安神，令人长寿。""枸杞子甘平而润，性滋补……能补肾、润肺、生精、益气，此乃平补之药。"《神农本草经》中记载："枸杞子久服能坚筋骨，耐寒暑，轻身不老，乃中药中之上品。"

元气主要藏于肾中，因为精能化气，血能载气，所以枸杞子能填肾精、补肝血，也能补充元气。

21. 自制固元膏巧补身

固元膏又叫"阿胶糕"，常食可以养血润肤，乌黑头发。基础配方为阿胶、黑芝麻、核桃仁、冰糖、黄酒，根据食用者的不同体质还可添加红枣、枸杞子等食药材，适合中老年人食用。

材料： 阿胶250克，黑芝麻150克，核桃仁200克，黄酒250毫升，冰糖200克，红枣肉100克，香油适量。

做法： 1.将阿胶和冰糖敲碎、打成粉末备用。

2.锅内倒入黄酒，加热煮沸后将阿胶和冰糖粉末倒入锅内搅拌均匀。

3.将红枣肉放入锅内煮30分钟，使阿胶充分煮进红枣里，待红枣煮得饱满呈圆形时即可。

4.把核桃仁、黑芝麻倒进阿胶锅内搅拌均匀。

5.把锅内的食材盛在一个内壁抹了香油的容器里压实。

6.自然晾干后（大约10小时完全干透），即可切片食用。

22. 一月应季食物

应季的蔬菜水果不但味道新鲜，而且更有利于身体健康，相反，反季节的蔬菜水果则缺乏营养，味道也较差。所以，我们要了解每个月或每个季节的应季食物。

白萝卜是冬天最常见的应季蔬菜之一，它不但口感清脆，在中医食疗领域也有广泛应用。白萝卜味甘、辛，性平，归肺、脾经，具有消食、润肺、生津的功效。

白菜含有蛋白质、脂肪、多种维生素、粗纤维、钙、磷、铁、锌等营养成分，是营养极为丰富的蔬菜。中医认为，白菜味甘，性平，主治胃胀、便秘。

Part 02
二月：营养
需均衡

二月是春天的开始，
万物复苏，生机勃勃。
中医认为，春属木，与肝相应。
这时，应该注意补充阳气，
同时还需注意营养平衡，
这样才能增强免疫力，
及时抵御疾病的侵袭。

老年人
营养365

1. 认识我们的身体

> 人类的疾病是多种多样的，有些疾病的发病原理相对比较复杂。要想了解如何调理疾病，就必须先了解我们的身体。

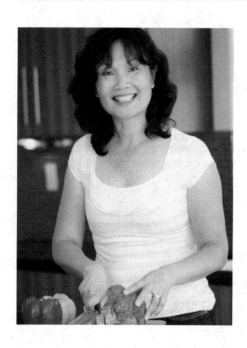

我们都知道，我们的身体由各种细胞和物质构成复杂而完善的系统，从而能完成代谢、运动、思考等各种复杂的功能。细胞是构成人体的基本单位。人体中功能相同的细胞又构成组织，人体的组织可分为上皮组织、结缔组织、肌肉组织和神经组织四大类。不同功能的组织有机结合在一起又构成器官，能独立或联合其他器官完成某些生理功能。如肝脏有代谢和解毒功能，心脏有维持血液循环的功能。

各种功能相关联的器官组成系统，人体共有八大系统，包括呼吸系统、运动系统、血液循环系统、消化系统、内分泌系统、泌尿系统、生殖系统、神经系统。

内分泌系统维持机体内环境的平衡，这是维持生命和保持种族延续的必要条件。如同CPU对于整台电脑的作用，神经系统和内分泌系统对其他系统乃至整个人体都起着控制和协调的作用。在神经系统和内分泌系统的统一协调下，人体的内外环境保持统一和平衡，以确保人体所有功能有条不紊地运行、各司其职。

2. 食物在我们身体里的旅程

> 消化系统是人体从外界摄入食物，经过消化和吸收而获得营养物质，以及将食物残渣排出体外的系统。

消化道由口腔、咽喉、食管、胃、小肠（包括十二指肠、空肠和回肠）、大肠（包括盲肠、阑尾、结肠、直肠）、肛门构成。消化腺器官包括肝、胆、胰腺。

食物最先进入口腔，在口腔中经过牙齿的咀嚼以及舌头的搅拌将食物切断和磨碎，并将磨碎的食物和唾液混合均匀，从而有利于咽喉的吞咽。吞咽后的食物经过食管到达胃部。胃是暂时储存和初步消化、吸收食物的场所。接着通过胃幽门慢慢进入小肠中的十二指肠。

小肠是食物消化和吸收的主要场所。在十二指肠壁上有胰腺的外分泌管管开口和胆管开口，通过胰腺分泌的胰液和肝胆分泌的胆汁作用于食糜，产生化学性消化。通过小肠的伸缩和蠕动，食糜慢慢地途经空肠和回肠，小肠壁会分泌小肠液对食糜产生进一步的化学性消化，将食糜中的营养物质分解成易于吸收的小分子物质。小分子物质被小肠壁细胞吸收后，再通过血液循环，进入肝门静脉，经过肝脏的代谢而被机体利用。

食物中无法被胃肠道消化吸收的残渣和一些消化液进入大肠，变成粪便。粪便暂时储存在大肠，当积累到一定量的时候就会被推动到直肠而产生便意，驱使人体排便。

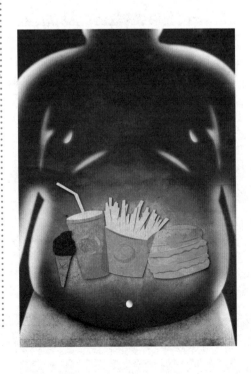

3. 立春的饮食养生

立春是二十四节气中的第一个节气，"立"是"开始"的意思，即意味着春天的开始。

在传统观念中，立春是冬季农闲的结束，从这一天开始要从事农事活动了。而在中医养生中，春天对应五脏中的肝，肝喜条达、生发，而恶抑郁。所以，立春饮食养生要多吃一些辛甘、发散之品，包括葱、香菜、韭菜、红枣、豆豉、枸杞子、丹参、郁金、元胡等。

4. 味觉是怎么产生的

我们每天吃的食物有酸、甜、苦、咸、辣等味道。那么味觉是怎么产生的呢？这是因为口腔中有不同的味觉感受器，不同的味觉是由不同的感受器感受到的。

其实味觉分为好多种，主要包括化学味觉、心理味觉和物理味觉。

化学味觉： 由食物中的化学呈味物质刺激舌头上的味蕾产生的感觉，主要包括酸、甜、苦、咸。

心理味觉： 由人的视觉、听觉、嗅觉或人的风俗习惯等因素引发的味觉。如不喜欢吃榴莲的人，闻到榴莲味就恶心，而对爱它的人，却觉得这是"人间美味"。

物理味觉： 指我们在咀嚼食物时由食物的非化学呈味物质刺激口腔所产生的感觉，包括食物的质感（由食物的组织结构引起的感觉，如爽脆、软糯、柔滑等）和温感（由食物的温度引起的感觉，如冷、烫等）。

5.营养学简单说

> 了解营养学必须先知道什么叫营养和营养素。营养是指人类通过从外界摄入食物，并经过消化、吸收和代谢食物中的有益成分，从而维持机体的生长发育和新陈代谢。食物中能被机体消化吸收，而且有助生理功能的有益成分即为营养素。

人体需要的营养素包括六种，分别为蛋白质、脂肪、糖类、矿物质、维生素、水。这些营养素共同维护人体的正常生理活动，或构成人体的成分。因此，对身体的健康而言，六大营养素缺一不可，最好每天都摄入足量包含这六大营养素的各种食物，而且比例要适当，才能维护健康，保持身体的最佳状态。

中医养生中有"天人相应"的说法，人体需要的营养也是一样的，不同的气温、年龄、性别、是否生病等，所需的营养是不同的，因此，要根据不同的情况改变饮食的结构。

当今营养不良是一个常见现象，那什么叫营养不良呢？营养不良包括营养不足、营养过剩和营养不均衡三个方面。消除营养不良，提高人口素质是营养学研究的一个重要方面。

总而言之，营养学就是研究各种食物的营养成分、各种营养素的功能，营养素在人体内的消化、吸收和代谢的过程，以及如何通过营养干预提高身体健康水平的一门科学。

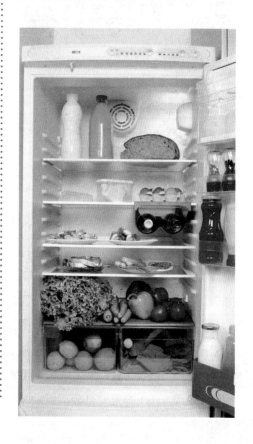

6. 中国人容易缺什么营养

> 过去，我们生活水平较差，有时候饭都吃不饱，肉就更难得吃一次了。我们的祖辈父辈吃的大部分食物是粗粮和素食，动物性食物吃得比较少，所以缺乏高能量食物和蛋白质。现在中国人是什么样的营养状况呢？

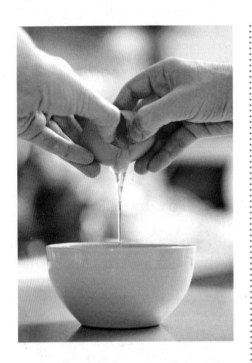

现在，我们吃的粮食主要是细粮，包括大米和面粉等，而粗粮吃得比较少。大米和面粉都是经过精加工的，谷粒的胚芽部分和表面的糊粉层容易丢失，而这些部位含有丰富的维生素B_1、维生素B_2和维生素E，而且粮谷类食物是我们中国人维生素B_1、维生素B_2、维生素E的重要来源。所以，

我们容易缺乏维生素B_1、维生素B_2和维生素E。

有些人小时候肉没吃够，现在拼命吃回来，蔬菜、水果却不怎么吃。而蔬菜、水果是维生素和矿物质的重要来源，尤其是维生素C只存在于新鲜蔬菜水果中，因此缺乏维生素C也是普遍现象。

另一种很容易缺乏的维生素是维生素A，缺乏维生素A的一个重要表现是长时间用眼后易发视觉疲劳。

此外，我们很容易缺乏的矿物质是钙，钙的主要来源是牛奶、叶类蔬菜、豆类、海产品、蛋类等，而这些食物我们往往都吃得比较少，所以很容易造成钙的缺乏。

7.营养丰富是指什么

> 我们的饮食习惯已经从过去的追求吃饱变成了追求吃好，所以我们去超市买菜往往更倾向于选择营养丰富的食材。那么怎样才算营养丰富呢？哪些食物的营养比较丰富呢？

一般认为，营养丰富是指食物中含有的营养素种类比较多，或者某种营养素的含量比较高。不过，这也是相对而言的。以鸡蛋和米饭为例，鸡蛋的蛋白质含量为12.8克/100克，而米饭的蛋白质含量为2.5克/100克，而且鸡蛋还含有丰富的钙、铁等矿物质和维生素A、维生素D、维生素E等，所以，可以认为鸡蛋比米饭的营养更丰富。但是米饭的糖类比鸡蛋高得多，所以在这方面米饭的营养就显得更丰富。

为了更准确地表述"营养是否丰富"，可以用"营养价值"来表示。食物的营养价值是指食物中含有的营养素和能量可以满足人体营养需要的程度。食物营养价值的高低取决于食物中营养素的种类、数量、相互之间的比例和消化率、吸收率、利用率。

营养价值的高低主要从以下两个方面来衡量，一是营养素的种类和含量。食物中营养素的种类和含量与人体的需求越接近，营养价值就越高。二是营养素的质量，用食物营养质量指数（index of nutrition quality，INQ）来表示。INQ反映了食物中单位能量所对应的某种营养素的含量的高低。

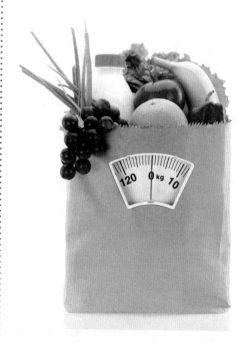

8.元宵节饮食

> 元宵节虽然不是法定的节日，但也是中国一个重要的传统节日。这个节日是春节之后的第一个传统节日，在这一天，人们都要吃一种食物，叫"元宵"。

元宵在北方就叫元宵，在南方称为汤圆。元宵的外皮主要由糯米制成，里面包有馅料。常见的馅料有豆沙、白糖、芝麻、花生、山楂等几种。也有些元宵没有馅料，是实心的。其烹调方式多样，煮、煎、蒸、炸等皆可。

元宵吃起来软糯，口感好。对于中老年人而言，由于糯米难以消化，而中老年人的消化吸收能力又较差，所以要限制食用。另外，大部分元宵含有较多糖分，因此，患有糖尿病、肥胖症的中老年人更要减少食用。

9.昂贵的食材不一定就营养

> 相对来说，营养价值越高的食物，价格也越高。但是影响价格的因素除了营养价值外，还包括食物的产量是否能满足市场需求。

有些产量很少的食物营养价值却不是很高，但卖得很贵，所以说昂贵的食材不一定就营养。以鱼翅为例，鱼翅是鲨鱼的鳍经干制而成。经过现代营养分析发现，鱼翅含有80%左右的蛋白质，还含有少量脂肪、糖类及矿物质。但其中的蛋白质不是最符合人体需求的蛋白质，所以说鱼翅的营养价值其实并不高。它的价格奇高是因为它的口感较好，最重要的是它的产量真的是太少了，物以稀为贵。

（注：部分鲨鱼是保护动物，禁止猎杀。）

除了鱼翅、燕窝等"名贵"补品，我们在超市或电视广告里常看到的一些所谓的"营养"食品其实营养价值也不高。

10.什么是自由基

> 目前，有关人体疾病与衰老的学说有300多种，其中自由基学说是得到大家广泛认同的理论，也是最多研究资料支持的理论。

自由基可以通过多种方式产生。如可以通过人体细胞内的氧化反应产生，也可以通过从外界环境中直接摄入，或人体细胞暴露于不良环境中产生。我们日常生活中的一些活动，如呼吸受污染的空气、摄入受污染的食物或水、吃药、吸烟、受辐射、运动过量、心理压力大等都会增加体内的自由基。自由基是缺少一个电子的化合物，所以很不稳定，很容易夺取细胞中的大分子物质（如蛋白质、脂肪等）的电子，使自己变得稳定，而使被夺取电子的大分子物质受到损伤。

少剂量的自由基可以促进细胞分化和个体的发育，因此少剂量的自由基对身体是有积极的意义。而中剂量的自由基则会加速细胞的衰老。高剂量的自由基则会促进细胞的凋亡和坏死，这是造成慢性退行性病变的重要原因。

有专家认为，过多的自由基攻击人体细胞的不同分子会导致罹患相应的疾病，如系统炎症、动脉粥样硬化、癌症、视网膜黄斑变性、白内障、系统性红斑狼疮等。由此可见，预防各种疾病很重要的一点就是要清除体内过量的自由基。

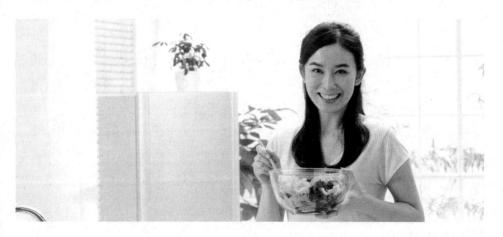

11.雨水节气的饮食养生

> 每年公历2月18日前后为雨水节气。此时，气温回升、冰雪融化、降水增多，故称之为雨水。

雨水节气中的最后几天就是民间所说的"二月二，龙抬头"。按照民间的习俗，不同地域有不同的吃食，但大都与龙有关，普遍在食品名称上加上"龙"的头衔，如吃水饺叫吃"龙耳"，吃春饼叫吃"龙鳞"，吃面条叫吃"龙须"，吃米饭叫吃"龙子"，吃馄饨叫吃"龙眼"，等等。

由于雨水节气下雨多，气候比较潮湿。因此，雨水节气养生要多吃一些除湿的食物，如薏米、红豆、绿豆等。加上天气比较寒冷，要多吃一些具有温中、生发作用的食物，如胡椒、生姜、葱等。

12.中医的脾胃理论

> 中医把人体看作一个整体，将人体划分为"五脏（心、肝、脾、肺、肾）"5个密切相关的体系，人体的消化系统归属于脾胃体系。

中医认为，脾在五行属土，与胃相表里，开窍于口，在液为涎，在志为思，在体主四肢、合肌肉。这就能解释为什么治疗胃病要健脾，有口臭往往是因为胃热，想吃东西的时候可能会流口水（垂涎），想太多事情的时候会没胃口等。

在中医看来，生活中很多不适都与脾胃功能有关系，如吃不胖可能是脾胃虚弱造成的，腹泻可能是因为脾胃虚寒。了解一些中医的脾胃理论，对我们维持胃肠道健康，以及了解如何更好地获取和利用食物中的营养有重要的意义。

13.人体神奇的自愈能力

> 我们人体对各种外界和体内的不利因素，自有一套完整而神奇的自愈系统，以维持自身健康。

几十亿年前，我们人类从低等生物进化成高等生物，经过了无数的恶劣环境，才形成现在完整而强大的机体。因此，对于不同的不利因素，人体有不同的自愈能力。人体自愈系统是一个综合性的系统，包括应激系统、免疫系统、抗氧化系统、酸碱调节系统和修复系统等。

人体的自愈能力是相当强大的，对于我们追求健康的人来说，应当尽量利用身体的自愈系统来治疗疾病和维持健康。

14.要防病先吃对

> 现在，很多人都知道饮食对于健康的重要性。但是大部分人都缺乏专业的知识指导，不知道吃什么、怎么吃才能有利于健康。

吃得是否健康，选择很重要，这需要很多方面的专业知识来指导。首先，要明白人体每天需要哪些营养；其次，要明白自身是否缺乏某些营养素；最后，要知道食物含有哪些营养。如果弄清楚了上面三个基本问题，就可以清楚自己该吃什么了。

此外，还必须了解怎样购买、加工、储存食物等。

15.酒后如何食疗

> 喝完酒之后，如果头脑还算清醒，可以适当地吃一些东西来帮助肝脏解酒，缓解酒给人体带来的伤害。

喝酒后对各种维生素的消耗会增加，所以要适当增加这些营养素的补充。可以适当地补充维生素营养补充剂（主要是维生素A、B族维生素、维生素C、维生素D、维生素E等）。

还可补充磷脂补充剂或富含磷脂的食物（如蛋黄、大豆及其制品等）。磷脂有助于调节肝功能，预防酒精在肝脏转化为脂肪并储存在肝脏里。

绿茶含有大量的茶多酚，可以减少酒精对肝脏的损伤。另外，蔬果汁中的维生素C、类胡萝卜素以及其他植物活性物质等可以有效地清除酒精代谢产生的自由基，减轻酒精对人体的伤害。

16.大鱼大肉伤脾胃

> 每到过年过节的时候，一家人吃个团圆饭总要做一大桌好吃的，其中自然少不了各种鱼和肉，而且鱼肉等荤菜还会占绝大部分的比例。然而，吃太多肉食对身体最直接的伤害就是伤脾胃。

鱼肉等荤菜中一般都含有较多的脂肪和蛋白质，这两种营养成分在众多营养素中的胃排空时间是最长的，尤其是脂肪，排空时间大概要4小时以上。胃里的食物很难排空就会造成胃胀，也会刺激胃壁细胞分泌大量的胃酸，从而容易引起胃液反流到食管，导致反流性食管炎。如果大鱼大肉吃得比较多，也可能会导致缺乏膳食纤维而引起便秘。

17.二月应季食物

二月是刚开春的月份，全国大部分地区的天气还比较寒冷，新鲜的应季蔬菜和水果比较少，大部分都是储存的食物或大棚种植的。不过还是有几种比较美味的应季食物，如冬笋、豆芽和甘蔗等。

❀ 冬笋

冬笋笋质鲜嫩，是餐桌上的珍品佳肴，在我国民间有"素食第一品"的美誉。冬笋的主要营养成分是膳食纤维和植物蛋白，还含有一定量的糖类、钙、维生素A和胡萝卜素等，其热量低，有很好的通便、减肥效果，对于春节期间进食的大鱼大肉食物有很好的平衡作用。

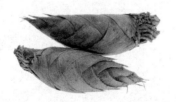

❀ 豆芽

豆芽是比较容易获得的蔬菜，对于吃多了储藏蔬菜的人们来说，可以很好地改善一下口味。豆芽和冬笋一样，含有丰富的膳食纤维，有通便、瘦身的功效。豆芽的味道爽口，脆嫩。豆类本身含有很少的维生素C，但经过发芽之后其维生素C的含量会大大增加。维生素C有抗氧化、软化血管、促进人体胶原组织合成等功效。

❀ 甘蔗

甘蔗的主要营养成分是糖类，而糖类中含量最高的是蔗糖。甘蔗还含有大量的铁、钙、磷、锰、锌等人体必需的营养素，其中铁的含量特别多。

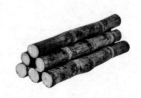

Part 03
三月：认识营养素

人人都说，"阳春三月天，荠菜赛灵丹"。

三月身处早春，气候依然干燥，需注意补水。

我们应该学点营养学，认识营养素，

比如维生素、矿物质、糖类等，

明白身体所缺乏的营养素，

及时地从饮食中加以补充，

为家人和自己的健康护航。

1.我们的身体65%是水

> 水对于人体的重要性想必大家都知道，我们的身体主要是由水构成的。

人体内水的含量与年龄和性别有关。新生儿体内的水含量可高达72%，随着年龄的增长，水的含量会慢慢下降。

2.水与健康息息相关

> 水是人体维持生命活动的最基本的物质，一个人在只提供水而不给食物的情况下能存活数周，如果不提供水，一般数日之内便会死亡。

水主要有以下4个生理功能：

（1）水是构成细胞和体液的重要成分。水广泛分布在细胞内外，构成人体的内环境。水在细胞中约占60%，在血浆和体液中占80%以上，在肌肉中约占75%。

（2）水具有调节体温的功能。在气温较高的时候，人体可以通过排汗带走大量的水分和热量，从而将体温维持在合适的范围内。

（3）水是营养素和代谢产物的溶剂。所有的营养素和代谢产物都需溶解于水中才能发挥正常功能，水将营养素输送到身体各部位为其发挥各自生理功能提供能量，也将代谢产生的二氧化碳、尿素等废物排出体外。

（4）水是体内的重要润滑剂。水在关节、脏腑和组织之间起着缓冲、润滑和保护等作用。

3. 一天要喝多少水

> 人体内水的含量应当维持在一个平衡的状态才能保持健康，因此，每天喝水的量必须与排出量相等。

人体内水的来源包括内生水、食物中的水和饮用水。内生水是体内的营养物质（主要是指蛋白质、糖类、脂肪）被氧化后产生的。每日体内代谢的内生水为300~400毫升。

以成年人为例，一般成年男性每日排出的水总量为1900~2500毫升。必须从饮水和食物中摄入的水为"1900~2500毫升减去内生水300~400毫升"，即1500~2200毫升。

4. 你喝的水干净吗

> 水与人体的健康密切相关，我们每天都要喝足够的水才能满足身体的需求。那你知道自己喝的水干净吗？

对于城市居民来说，一部分人喝的是桶装的矿泉水或纯净水，也有一部分人喝烧开的自来水。桶装矿泉水也不是绝对的安全。曾经有调查显示，有些桶装水微生物超标；有些桶装水的水桶采用的是PET材料，这种材料用久了之后会释放出对人体有害的成分，随着饮水进入人体。

自来水的污染主要来自两个方面，一是自来水厂采用的含氯消毒剂，容易产生少量的三氯甲烷、氯仿等毒副产物，这些物质具有强烈的致癌性；二是自来水管道材料如果质量不合格，时间长了可能会释放出有害物质。

比较可靠的方法是，买一个质量较好的饮用水过滤器，装在水龙头旁边，自来水经过过滤之后就可以放心饮用了。

5. 惊蛰节气的食疗养生

惊蛰，古称"启蛰"，是二十四节气中的第三个节气，日期为每年的3月6日或5日，视太阳位置达黄经345°时开始。《月令七十二候集解》记载："二月节，万物出乎震，震为雷，故曰惊蛰，是蛰虫惊而出走矣。"

惊蛰时节天气渐暖，开始出现春雷，冬季伏蛰的动物被惊醒。惊蛰的气候特点是乍暖还寒，饮食上不能吃得过于寒凉，既不能吃冰冻食物，也不要吃剩的饭菜，剩的饭菜会滋生大量的细菌。

惊蛰时，中国不同的地区有不同的饮食习俗。一些地方有惊蛰吃梨的习俗。梨性寒、味甘，有润肺止咳的功效。梨可以生吃，也可以蒸着吃或煮着吃，只是蒸、煮会破坏其中的维生素。冰糖蒸梨、川贝蒸梨制作简单方便，对咳嗽有一定的作用。山东的一些地区，惊蛰这天要在院子里生火摊煎饼；陕西的一些地方把黄豆用盐水浸泡后放在锅中爆炒，这都是寓意杀死害虫。

初春的南方，很多蔬菜上市了，如春笋、菠菜、荠菜等，这些食材不仅看上去诱人，而且吃起来味道鲜美。

据分析，春笋含蛋白质、脂肪、糖类、钙、磷、胡萝卜素和维生素B_1、维生素B_2、维生素C等营养成分。竹笋不但富含多种营养物质，而且有较高的药用价值。中医认为，竹笋味甘、微苦，性寒，能化痰下气，清热除烦，通利二便。

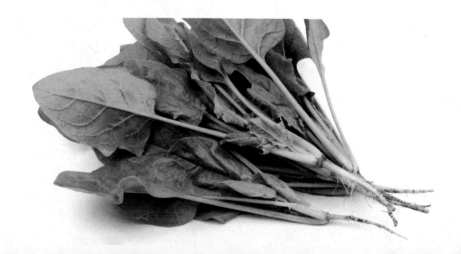

6.生命活动的动力——能量

> 能量是所有生命活动的动力，能量代谢也是新陈代谢过程中的一种形式。我们人体无时无刻不在与外界进行能量交换。

能量的单位用千焦耳（kJ）或焦耳（J）表示，在传统习惯上常用千卡（kcal）表示能量（1kcal≈4.186kJ）。

人体能量的消耗包括基础代谢、体力活动、食物的热效应、生长发育以及其他活动消耗。基础代谢是指人体为了维持生命及各器官进行最基本的生理机能所消耗的最低能量。当人体处于基础代谢状态下，每小时每平方米体表面积的能量消耗称为基础代谢率。

基础代谢率受身体状况、年龄、性别、疾病、环境与气候等因素的影响。身材越高大魁梧，基础代谢率越高；年龄越大，基础代谢率越低；男性的基础代谢率大于女性的基础代谢率；疾病状态下人体的基础代谢率会比健康状态时高；在舒适环境温度（20~25℃）中，人体的基础代谢率最低，低温和高温都会增加人体基础代谢率。

能量的摄入主要通过食用含有糖类、脂肪和蛋白质的食物，如米饭、馒头、红薯、鱼、肉、蛋、奶等。

正常情况下，人体的能量消耗和摄入是处于平衡状态的。当人体的能量消耗大于能量摄入时，体重会下降而变得消瘦；当能量消耗小于能量摄入时，体重会增加而可能导致肥胖。

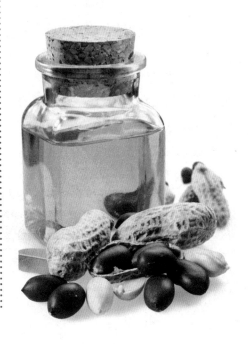

7. 蛋白质的构成及功能

> 蛋白质既是构成各种组织和细胞的基本成分，也是生命活动的基础物质。人体中的蛋白质按照功能可分为活性蛋白（包括酶、激素蛋白、运输蛋白、免疫球蛋白等）和非活性蛋白（包括胶原蛋白、角蛋白、弹性蛋白等）。

蛋白质的功能包括以下几个方面：

（1）蛋白质是构成人体的重要成分，人体中蛋白质的含量约为16%。

（2）蛋白质是构成体内多种具有重要生理功能的物质，如胰岛素、酶类、运输蛋白等。

（3）蛋白质可维持和调节体内的酸碱平衡及血浆胶体渗透压。

（4）蛋白质参与神经冲动的传导和遗传信息的传递。

（5）蛋白质可以为身体提供能量；蛋白质提供的能量占总能量的10%～15%。

蛋白质由氨基酸组成，存在于自然界中的氨基酸有300多种，但是构成人体蛋白质的氨基酸只有20种。按照人体对氨基酸的合成情况，可将组成人体蛋白质的氨基酸分为必需氨基酸、半必需氨基酸和非必需氨基酸三类。

什么叫必需氨基酸呢？必需氨基酸是指人体无法合成，必须从食物中获取的氨基酸，包括8种。非必需氨基酸则是指人体可自行合成的氨基酸，也可从其他有机化合物转化而得，有12种。

表3-1 氨基酸的分类

必需氨基酸	非必需氨基酸
亮氨酸、异亮氨酸、苏氨酸、色氨酸、缬氨酸、苯丙氨酸、甲硫氨酸、赖氨酸	丙氨酸、精氨酸、天冬氨酸、天冬酰胺、脯氨酸、谷氨酸、谷氨酰胺、甘氨酸、丝氨酸、组氨酸、半胱氨酸、酪氨酸

8.科学补充蛋白质

> 人体对食物中各种蛋白质的吸收利用是有差别的，这取决于蛋白质的氨基酸组成情况。因此，食物中的蛋白质含量越高，并不意味着对人体的健康越有价值。

蛋白质的营养价值主要从以下三个方面评价：

（1）食物中蛋白质的含量。食物中的蛋白质含量越高，相对来说营养价值也越高。

（2）食物蛋白质的消化率。食物中的蛋白质越易于消化，自然营养价值也越高。

（3）食物蛋白质的利用率。人体对食物中蛋白质的利用率取决于食物蛋白质中的人体必需氨基酸的组成比例，越接近人体组织蛋白质——氨基酸组成比例，利用率就越高。

根据蛋白质中氨基酸的组成比例是否跟人体组成接近，可将食物蛋白质分为完全蛋白、半完全蛋白和不完全蛋白。因此，我们补充蛋白质的时候要多选择完全蛋白，如鱼、肉、蛋、奶、大豆等。

●完全蛋白，又称为优质蛋白，是指含有人体所有的必需氨基酸，并且数量充足、比例与人体接近的一类蛋白质，如乳清蛋白、大豆蛋白等。

●半完全蛋白，是指含有人体所有的必需氨基酸种类，但某些氨基酸数量不足，比例与人体的不接近的一类蛋白质，如麦角蛋白。

●不完全蛋白，是指组成的氨基酸中缺乏一种或多种人体必需氨基酸的一类蛋白质，如谷类蛋白、胶原蛋白等。

9.亚油酸和α-亚麻酸

脂肪由一分子的甘油和三分子的脂肪酸构成，脂肪酸有不同的种类，但有两种是人体不可缺少的而自身又无法合成的，称为必需脂肪酸。必需脂肪酸包括Ω-3系列的α-亚麻酸和Ω-6系列的亚油酸。

必需脂肪酸有以下三个基本功能：

●必需脂肪酸参与磷脂的合成，是磷脂的主要成分。缺乏必需脂肪酸容易导致湿疹样皮炎、皮肤角化不全、伤口愈合不良、对疾病抵抗力减弱等。

●必需脂肪酸参与胆固醇的运输与代谢。缺乏必需脂肪酸容易导致动脉粥样硬化。

●必需脂肪酸是合成花生四烯酸（ARA）、二十碳五烯酸（EPA）和二十二碳六烯酸（DHA）的前体。前列腺素是人体中有广泛生理功能的一种激素，它的前体是花生四烯酸，花生四烯酸可由必需脂肪酸来合成。EPA有降血脂的功能；DHA又被誉为"脑黄金"，有益于婴幼儿的大脑和视力发育，是婴幼儿的必需营养物质。

亚油酸广泛存在于各种植物油中，如葵花籽油、玉米油、大豆油等，而动物脂肪中含量较少。α-亚麻酸则主要存在于植物油（如紫苏子油、亚麻籽油、菜籽油等）和深海鱼油中。相对来说，亚油酸的食物来源比较广泛，一般不会缺乏；而α-亚麻酸来源则比较少，人体容易缺乏。日常生活中，自己在家做饭时可以多用菜籽油以补充α-亚麻酸。

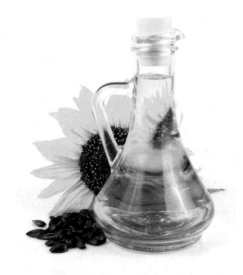

10. 怎样正确地补充脂类

> 脂肪中含有的脂肪酸种类（包括饱和脂肪酸、单不饱和脂肪酸和多不饱和脂肪酸）的比例为1：1：1时最有利于人体健康。而摄入必需脂肪酸的最合适的比例为α-亚麻酸：亚油酸=（1~3）：1。

动物脂肪组织中含有大量的饱和脂肪，因此不能过量摄入。人体脂肪的补充应当尽量通过烹调用的植物油来实现。

我们常吃的动物性食物，如鱼、肉、蛋、奶中都含有一定量的胆固醇，适当吃些鱼、肉、蛋、奶就能摄入足够的胆固醇。胆固醇不能不摄入，也不能过量（每天不能超过300毫克）。

补充磷脂则可每天吃一个鸡蛋和适量的大豆或豆制品。

11. 糖类给身体"加油"

> 糖类是人体最主要的供能营养物质，占人体总供能量的55%~65%。糖类由碳、氢、氧三种元素构成，营养学上常把糖类分为单糖、双糖和多糖三类。

糖类的主要生理功能：

● 为机体提供能量。糖类是人体能量最主要、最经济的来源，人体的中枢神经、成熟的红细胞只能靠糖类提供能量。

● 构成组织细胞的重要成分。

● 有助于人体肝脏解毒，也有利于保护肝脏。

● 有助于节约蛋白质。

● 抗生酮作用。

12. 糖醇的作用

> 糖醇是单糖的衍生物，在自然界广泛存在，但含量较少。我们常吃的糖醇是用单糖（葡萄糖、麦芽糖、木糖等）经过还原反应加工而制成的。

常见的糖醇有山梨糖醇、甘露醇、麦芽糖醇、木糖醇等，糖醇在肠管中的吸收较慢，具有润肠作用。其中甘露醇可用作缓泻剂，在医疗中常用于清理肠管，方便做肠管检查或手术。木糖醇常用于儿童的零食、口香糖中，因为它在口腔中不会被细菌利用产生酸性物质而腐蚀牙齿形成龋齿。

其他各种有甜味的糖醇还用于糖尿病患者的特膳食品中，因为糖醇被人体吸收后其代谢不受胰岛素的调节，也不会导致血糖升高。因此，糖尿病患者及其他心血管病患者也能享受这类甜食。

13. 活性多糖的保健功能

> 活性多糖是自然界发现的一类具有一定保健功能的多糖，其功能包括降血脂、降血糖、抗血凝等，部分多糖还具有提高人体非特异性免疫力的功能，可用于增强体质、抗疲劳、抗缺氧、延缓衰老等。

目前发现的活性多糖有几百种，在保健食品中常用的多糖有灵芝多糖、银耳多糖、虫草多糖、枸杞多糖、香菇多糖等。目前，这些活性多糖的生理功能已经经过了体外细胞培养和动物实验的证实。我们在日常的饮食中，可以有意识地吃一些富含这些活性多糖的食物（如银耳、枸杞子、香菇等），增强免疫力，预防高血糖、高脂血症、癌症等慢性病。含有这些活性多糖的保健品也越来越受到患有各种慢性病的中老年人的青睐。

14. 春分的食疗养生

> 春分是二十四节气中的第四个节气，"春分者，阴阳相半也。故昼夜均而寒暑平"。一个"分"字道出了昼夜、寒暑的界限。这时太阳黄经为0°，太阳的位置在赤道上方。农历书中记载："斗指壬为春分，约行周天，南北两半球昼夜均分，又当春之半，故名为春分。"

春分，是春季九十天的中分点，南北半球昼夜相等。春分一到，雨水明显增多，我国平均地温已稳定通过10℃，这是气候学上所定义的春季温度。而春分节气后，气候温和，雨水充沛，阳光明媚，我国大部分地区的越冬作物进入春季生长阶段，此时也是早稻的播种期。

春分到清明前后是草木生长萌芽期，此时人体血液流动处于旺盛时期，激素水平也处于相对高峰期。在此节气的饮食调养，应当根据自己的实际情况选择能够保持机体功能协调平衡的膳食，忌偏热、偏寒、偏升、偏降的饮食误区，如在烹调鱼、虾、蟹等寒性食物时，其原则必佐以葱、姜、酒、醋类温性调料，以防止菜肴性寒偏凉，食后有损脾胃而引起脘腹不适之弊；又如在食用韭菜、大蒜、木瓜等助阳类菜肴时，常配以蛋类滋阴之品，以达到阴阳互补之目的。

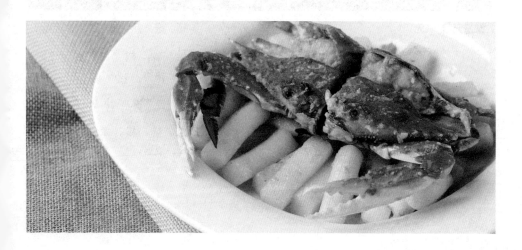

老年人
营养365

15. 什么是矿物质

> 　　地球上所有的元素中，碳、氢、氧、氮主要以有机物的形式存在，我们把除这四种元素之外的其他元素统称为矿物质，又叫无机盐。

　　目前，能在人体中检测出的矿物质元素约有70种，我们把含量占人体体重0.01%以上（或膳食中摄入量大于100毫克/天）的元素称为常量元素，包括钙、镁、钾、钠、磷、氯、硫7种。占人体体重0.01%以下的其他矿物质元素（或膳食中摄入量小于100毫克/天），称为微量元素。我们又将微量元素分为人体必需的微量元素、人体可能必需的微量元素和具有潜在毒性但在低剂量时人体可能必需的微量元素三大类。

　　矿物质不能在人体内合成，必须通过膳食摄取，而且矿物质在人体各个组织器官中的分布不均匀。虽然有些矿物质的需要量很少，但生理需要量与中毒剂量的范围较窄，摄入过量易引起中毒。

表3-2 矿物质元素分类表

	细分种类	数量	包含的元素
常量元素	无	7种	钙、镁、钾、钠、磷、氯、硫
微量元素	人体必需的微量元素	8种	铁、锌、硒、碘、铜、钴、钼、铬
	人体可能必需的微量元素	5种	锰、硅、镍、硼、钒
	具有潜在毒性但在低剂量时人体可能必需的微量元素	>8种	氟、砷、铅、汞、铝、锡、锂、镉等

16. 矿物质需平衡补充

> 人体内有些矿物质元素之间存在协同作用或拮抗作用，如锌和钙、铁、铜之间存在拮抗作用，钙、镁、钾、钠四者之间存在协同作用。

钙和磷都是骨骼的构成成分，但两者的比例要合适才能共同维持骨骼的健康。过量的磷会导致钙的流失，如长期大量喝可乐（含磷）的人容易缺钙。钾和钠之间也有一个平衡关系，在尿的生成过程中，钾和钠可以互相置换，以维持两者浓度的平衡。

总之，补充某种矿物质时尽量不要单独而且大量补充，这样容易引起其他矿物质的流失或缺乏。因此，吃营养补充剂补充矿物质时应尽量选择复合矿物质片。

17. 什么是维生素

> 维生素，顾名思义，即"维持生命活动的营养素"，可见它对人体的重要意义。如果严重缺乏某种维生素，不但会导致相应的疾病，还可能危及生命。

维生素根据溶解性可分为水溶性维生素和脂溶性维生素。水溶性维生素即只能溶解于水的维生素，包括B族维生素和维生素C。脂溶性维生素即只能溶解于脂类的维生素，包括维生素A、维生素D、维生素E、维生素K。

虽然每种维生素的功能各不相同，但都有三个共同的特点：它们既不参与构成机体的组成，也不会发生氧化提供能量；人体一般只能在肠管微生物的作用下合成少量的B族维生素，主要靠食物的补充；虽然维生素参与机体代谢的量很少，但对体内的代谢极其重要。

18.膳食纤维维持肠健康

> 膳食纤维是我们经常听说的一种营养素，它其实也是一种糖类。虽然它不能被人体的消化酶消化分解和被肠吸收，但它对人体却有不可或缺的生理功能。

膳食纤维主要来源于植物的细胞壁成分中，根据是否溶于水，可分为可溶性膳食纤维（包括果胶、树胶、海藻多糖和部分半纤维素）和不可溶性膳食纤维（包括纤维素、一些半纤维素和木质素）。

膳食纤维主要来源于蔬菜和水果中，菌藻类食物中也含有一定量的膳食纤维。动物性食物中不含膳食纤维。

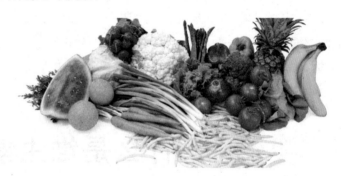

膳食纤维的生理功能包括四个方面：

●改善胃肠功能。不可溶性膳食纤维有吸水膨胀的特性，可增加食糜的体积，刺激胃肠蠕动，软化粪便，预防便秘，从而减少粪便在肠管中的停留时间及粪便中的有害物质与肠管的接触，预防肠管疾病。可溶性膳食纤维能被肠管微生物利用，从而改善肠管菌群，有利于某些维生素的合成。

●控制体重和减肥。可溶性膳食纤维吸水膨胀，能增加胃部的饱腹感，从而减少食量；可溶性膳食纤维还能减少肠对脂肪的吸收。

●预防恶性肿瘤。尤其可以减少患结肠癌的风险。

●降低血糖和胆固醇水平。膳食纤维可以延缓肠对葡萄糖的吸收，还能与胆固醇和胆汁酸结合，减少胆固醇的吸收。

19.三月应季食物

> 三月的气候特点是气温明显回暖，晴朗天气较多，所以叫"阳春三月"。此时，植物光照充足，所以有较多的蔬菜水果可供食用。

❀ 草莓

草莓富含维生素C、胡萝卜素、果胶和纤维素等，具有抗氧化、美容和预防便秘的作用。中医认为，草莓味甘、性凉，入脾、胃、肺经，有润肺生津、健脾和胃、利尿消肿、解热祛暑之功，适用于肺热咳嗽、食欲不振、小便短少、暑热烦渴等症。

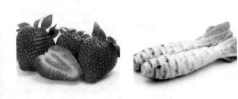

❀ 菠菜

菠菜是春天的主要蔬菜品种之一，其柔嫩味美、营养丰富。特别是其胡萝卜素含量可与胡萝卜媲美。

菠菜对衄血、便血、坏血病、消渴、大便涩滞、高血压、肠结核、痔疮等病有一定疗效，并能促进胰腺分泌，帮助消化。

❀ 荠菜

荠菜味甘、淡，性微寒，能凉血止血，清肝明目，清热利尿，主治妇女崩漏、咯血、衄血、便血、泌尿系统感染、高血压等。

❀ 莴笋

莴笋中含有多种维生素和无机盐，其中铁的含量较丰富，因莴笋中所含的铁在有机酸和酶的作用下易被人体吸收，故食用新鲜莴笋，对治疗各种贫血非常有利。莴笋中的烟酸是人体内一些重要酶类的组成成分，可激活胰岛素，促进糖的代谢，对糖尿病患者非常有益。

Part 04
四月：了解
日常食物

"人间四月芳菲尽，山寺桃花始盛开"，

四月是春天的最后阶段，

这时，气温逐渐转暖，

老年人要保持愉悦心情。

同时，老年人还需对日常食物加以了解，

学会合理膳食，

选择合适的高蛋白食物，

适当地补充营养补充剂，

以保障自身身体的健康。

1. 粗精粮搭配的营养价值

> 粗粮是相对于精加工的大米和白面而言的，包括玉米、高粱、小米、黑米、燕麦、荞麦以及各种杂豆类（如黄豆、绿豆、黑豆、红豆）等。粗粮含有丰富的B族维生素、维生素E、矿物质以及膳食纤维等，与精细大米和白面搭配食用正好可以补充它们的缺失。

玉米、高粱、小米、黑米、燕麦、荞麦等谷类粗粮的矿物质、维生素和膳食纤维保留得较完好，而精加工的大米和白面中这三种营养素几乎损失殆尽。因此，精细粮和玉米、高粱、小米、黑米、燕麦、荞麦等一种或多种粗粮搭配食用可补充这三种营养素的不足。

豆类食物不但含有丰富的B族维生素、维生素E和矿物质，而且富含优质蛋白（完全蛋白）。谷类里的蛋白质缺乏赖氨酸，属于不完全蛋白。如果谷类食物和豆类一起搭配食用，将起到蛋白质的互补作用，这样可以大大提高谷类蛋白质的利用价值。

实现蛋白质的互补作用，应该遵循以下三个原则：①互补的食物种类越多越好；②各种食物的种属越远越好，如谷类和豆类就是远属物种；③互补的食物要同时食用。

黑米较硬且粗糙，用来煮饭并不太合适，熬粥较好。高粱或黑米与东北大米按1:10的比例一起熬粥，或将黑米和鸡、鱼等放在一起煲汤，营养更丰富，口感更新奇。

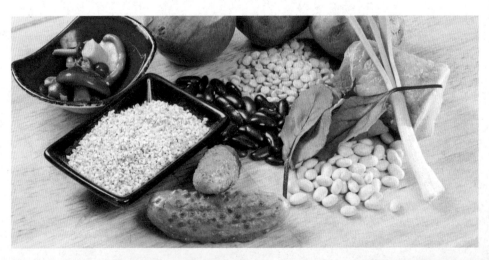

2.清明节的食疗养生

清明节是中国最重要的传统节日之一，是我们扫墓缅怀先人的节日。清明同时也是一个节气，在农历每年三月初一前后（公历4月4或5日），太阳到达黄经15°时为清明节气。

清明节气中，不宜食用"发"的食品，如笋、鸡等。可多食些柔肝养肺的食品，如荠菜，益肝和中；菠菜，利五脏、通血脉；山药，健脾补肺；淡菜，益阴，可滋水涵木。

春天，肝阳上亢，老人特别容易出现头痛、昏眩等症状，这就是祖国传统医学所说的"春气者，诸病在头"。老年慢性气管炎也易在春季发作，饮食防治方法是多吃具有祛痰、健脾、补肾、养肺作用的食物。

3.薯类的营养价值

薯类食物包括红薯、紫薯、白薯、山药、土豆、芋头、木薯等，是番薯属植物的块根部位。薯类是重要的瘦身食品，因为它所含的热量不高，又含有较多的可溶性膳食纤维。

薯类食物的共同特点是，它们的主要营养成分是淀粉（大部分是抗性淀粉），还含有一些膳食纤维、矿物质等。此外，还含有很多抗氧化的类胡萝卜素和其他植物活性成分，有美容养颜、预防癌症等功效。

不同的薯类含有的植物活性成分有所不同。紫薯最大的特点是富含花青素；花青素是目前发现的抗氧化能力最强的植物活性物质。山药具有一定的药用价值，用于治疗脾虚食少、肾虚遗精、尿频尿急等病症。

4. 肉在日常菜肴中的作用

> 我们人类是以植物性食物为主、动物性食物为辅的杂食性动物。所以，虽然我们应该多吃五谷杂粮和蔬菜水果，但也不提倡严格吃素，因为适当吃肉对健康有重大意义。

补充蛋白质的良好来源除了豆类食物，主要是通过动物性食物，而肉类是重要的来源之一。肉类尤其是畜肉类还能为我们提供大量有利于人体吸收的铁元素和维生素B_{12}，其中维生素B_{12}只存在于畜禽鱼肉类、动物内脏、贝壳类以及蛋类中，而植物性食物基本不含有维生素B_{12}。因此，肉类食物是预防贫血的重要食物。

肉类食物还含有一定量的饱和脂肪，是我们人体饱和脂肪的主要来源。菜肴中配一些肉类食材可以调节素菜的口味，增进食欲。肉里面的脂肪有助于增加饱腹感，也有助于脂溶性维生素A、维生素D、维生素E、维生素K的吸收。

5. 禽肉、畜肉、鱼肉哪种更补

> 逢年过节，我们中国人都要做一大桌好吃的菜来庆祝，其中自然少不了禽肉、畜肉和鱼肉。那么禽肉、畜肉和鱼肉哪种更滋补呢？

俗话说："四条腿的不如两条腿的，两条腿的不如没有腿的。"四条腿指的是畜类，两条腿的是指家禽类，没有腿的是指鱼类。其实，这三种肉类营养价值各有各的优势，不能一概而论。

总的来说，这三种肉类的蛋白质含量比较接近，约为15%；糖类的含量也都约为1.5%。而畜肉和禽肉的脂肪含量接近，约为60%；鱼肉的脂肪含量相对较少，约为5%。不饱和脂肪含量从多到少为鱼肉>禽肉>畜肉。

6.蔬菜的选择

> 蔬菜是我们每天餐桌上不可缺少的食物，它是我们人体矿物质、维生素和膳食纤维的主要来源。因此，了解各种蔬菜的营养价值，将有助于维持我们的健康。

根据蔬菜的形状特征和所属的植株部位，可以将蔬菜分为叶菜类（包括白菜、菠菜、油菜等）、根茎类（包括萝卜、山药、藕、竹笋等）、瓜茄类（包括冬瓜、南瓜、丝瓜、茄子、番茄、辣椒等）和鲜豆类（包括毛豆、四季豆、扁豆、豌豆等）。总的来说，蔬菜的脂肪含量都很低，含量最高的是水。

除了人体必需的营养素，蔬菜中还含有很多植物活性成分，如黄酮类、多酚类、类胡萝卜素等，具有很强的抗氧化性，也有降血脂、降血压、降血糖等作用。

由于蔬菜中的这些维生素和植物活性成分容易在储存的过程中被分解，所以购买蔬菜的时候要尽量选择新鲜的产品。另外，因为市场上卖的很多蔬菜是用催熟剂催熟的，如带花的黄瓜、丝瓜，长得特别长的豆角等，应尽量避免购买。

表4-1 各类蔬菜主要营养成分表

	蛋白质	脂肪	糖类	维生素	矿物质	膳食纤维
叶菜类	1%~2%	不足1%	2%~4%	维生素B$_2$、胡萝卜素	钙、镁钾、钠	1.5%
根茎类	1%~2%	不足0.5%	5%~20%	维生素A、胡萝卜素	硒	1%
瓜茄类	0.4%~1.3%	极微量	0.5%~3.0%	维生素C、胡萝卜素	硒、铁、锌	1%
鲜豆类	2%~14%	不足0.5%	4%	维生素B$_2$	钾、钙铁、锌、硒	1%~3%

7. 如何选择高蛋白食物

> 蛋白质含量较高的食物主要有鱼类、肉类、蛋类、奶类、豆类及其制品等，这些食物中的蛋白质吸收利用率也比较高，因此是补充蛋白质的首选食物。

买鱼要挑选新鲜、健康的，鱼鳞要完好，不要有脱落，身上不能有血迹，游动要活泼，不能翻白；如果是斩好的鱼，应当选择外观血迹鲜红、无异味的。鱼类的蛋白质含量较高，脂肪含量相对较低，所以鱼类是补充蛋白质不错的选择。

买肉时要选择有光泽、弹性好、无异味的新鲜产品，最好到正规超市购买。高蛋白质的肉类主要为瘦肉、肉皮和内脏等器官，肥肉的主要营养成分是脂肪，而且大部分是饱和脂肪。所以选购肉类补充蛋白质要尽量避开肥肉。

购买蛋类尽量选择有包装并带"QS"标志的产品，若购买无包装的，则要避免买到蛋壳有裂缝、表面有霉斑或在灯光下照射发现里面发黑，或蛋黄和蛋清呈水样的产品。

奶类可以选择纯牛奶、酸奶、奶酪、奶粉等，只要是正规、有信誉的大厂家生产的、包装完好的产品即可。

选购豆类可直接购买有外包装的产品。购买散装的豆类尽量选择大小均匀、籽粒饱满、表面光滑无破损、不长虫子的产品。

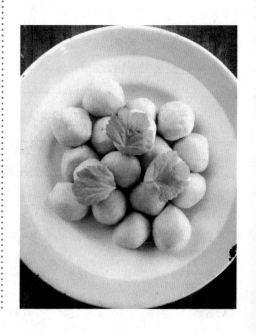

8. 大豆应该怎么吃

> 大豆是植物性食物中优质蛋白质的主要来源，有"植物肉"的美誉，其中的蛋白质含量高达30%~40%。另外，大豆中钙和铁的含量也很丰富，分别为367毫克/100克和11毫克/100克。因此，大豆是我们应当常吃的食物。但是大豆的吃法是有一定学问的。

大豆中主要含有4种抗营养物质，容易破坏其中的营养物质或干扰人体对营养物质的吸收。

- ●胰蛋白酶抑制剂。能抑制人体的胰蛋白酶的活性，从而干扰人体对蛋白质的消化。
- ●植物红细胞凝集素。容易引起恶心、呕吐症状，严重时会引起死亡。
- ●脂肪氧化酶。可以水解大豆中的脂肪，使其变成低级脂肪酸、醛和酮类物质，从而产生豆腥味。
- ●植酸。会影响钙、镁、铁、锌、铜等矿物质的吸收。

在加工豆腐、豆浆或豆皮的过程中，大豆经历了浸泡、磨碎、加热、过滤等程序，其中的胰蛋白酶抑制剂、植物红细胞凝集素和脂肪水解酶被破坏，大部分纤维素和植酸被去除，因此蛋白质的结构由密实变得疏松，蛋白酶易进入分子内部，可将蛋白质的消化吸收率从65%提高到85%以上。

如果将大豆发酵，制成腐乳、豆豉、臭豆腐等，不仅可提高蛋白质的消化吸收率，还能产生大量的维生素B_2、维生素B_6、维生素B_{12}，营养价值大大提高。

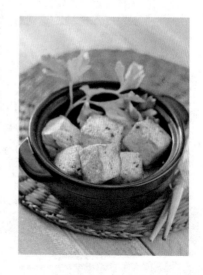

9. 中老年人喝奶粉较好

> 大多数的人年老之后，身体机能下降，身体健康也总是出问题，究其原因大多是由于营养不足，因此可经常喝奶粉来补充营养。

鲜奶含有较多的乳糖，而中老年人的消化吸收功能下降，如果体内乳糖酶不足，食用后可能会出现腹胀、腹泻等症状。而奶粉则是针对特定人群的营养需求来配制营养成分的，不但可以补充鲜牛奶中某些营养素的不足，添加了这些维生素和矿物质后，更有利于中老年人的营养平衡。

奶粉中的乳糖含量大大减少了，也可以避免饮用者乳糖不耐受。喝奶粉的时候可以用温水溶解奶粉，避免了对胃肠产生冷刺激。

总的来说，奶粉更适合中老年人。

10. 酸奶的营养价值

> 酸奶是在消毒的鲜牛奶中接种嗜热链球菌和乳酸杆菌，在一定条件下发酵而成的。这两种细菌都属于肠道益生菌，有利于肠道健康。

酸奶相对于鲜牛奶最大的变化：一是蛋白质被部分水解，更有利于人体吸收；二是酸奶中的乳糖被分解为葡萄糖和半乳糖，可直接被人体吸收，避免了乳糖不耐受的发生，喝了不会出现腹痛、腹泻等不耐受症状。因此，酸奶特别适合消化吸收功能较差的中老年人。

此外，酸奶中维生素A、维生素B_1、维生素B_2等的含量与鲜奶差不多，但叶酸含量却增加了1倍，胆碱的含量也明显增加。鲜奶发酵成酸奶之后，可产生大量乳酸，乳酸可以和钙结合生成乳酸钙，更容易被人体所吸收。

11. 蛋类的营养价值

> 蛋类是人类的重要营养品，和奶类一样，蛋类含有大量的优质蛋白，而且组成蛋白质的氨基酸种类和比例与人体最接近。因此，可以说蛋类是最适合我们补充蛋白质的食物。

蛋类包括鸡蛋、鸭蛋、鹅蛋、鸽蛋和鹌鹑蛋等。各种蛋的结构相似，由蛋壳、蛋清和蛋黄三部分组成。

蛋类的蛋白质含量为10%以上，其中全蛋蛋白质的54%集中在蛋清，其余46%集中在蛋黄。鸡蛋的脂肪含量为10%~15%，主要集中在蛋黄，蛋清中几乎不含脂肪。大部分脂肪为单不饱和脂肪。除了脂肪，蛋黄中还富含磷脂和胆固醇。鸡蛋黄中的胆固醇含量为1510毫克/100克。

蛋类中的矿物质主要存在于蛋黄，包括铁、钙、镁、硒等。蛋类富含维生素A、维生素D、维生素B_1和维生素B_2，主要集中在蛋黄。

12. 熟鸡蛋、生鸡蛋哪个更补

> 我们的生活中，有些人吃鸡蛋喜欢吃生的，有些人只吃熟的。那鸡蛋适合生吃吗？生鸡蛋和熟鸡蛋哪个更滋补？

其实，鸡蛋壳表面有很多细菌滋生，蛋壳上有很多细小的气孔，细菌会经过气孔进入蛋清和蛋黄里面。所以，吃生鸡蛋可能会引起腹泻或其他消化道疾病。另外，生鸡蛋中含有很多抗胰蛋白酶，会抑制人体中胰蛋白酶的活性，从而影响人体对鸡蛋蛋白质的消化吸收。而且，生鸡蛋的蛋白质结构比较致密，也不利于蛋白酶对蛋白质的分解。

总之，建议大家不要吃生鸡蛋，烹调熟了再吃更营养。

13. 你会吃水果吗

> 水果的种类有很多，包括橘子、苹果、香蕉、梨、木瓜、葡萄、菠萝等。水果中含量最多的营养成分是水，其他营养成分含量相对较少，蛋白质和脂肪的含量都不超过1%，而且不同水果的营养素含量相差比较大。

水果中糖类的含量相差较大，低的只有6%，高的可达28%，其中所含的糖类主要以单糖和双糖的形式存在，所以水果吃起来比较甜。

水果是补充维生素C的理想食物，也是我们人体维生素C的重要来源。维生素C含量较高的水果主要有橘子、橙子、柠檬、猕猴桃、鲜枣等。深色水果中含有较多的胡萝卜素，如菠萝、木瓜、橘子、橙子、杏、柿子、芒果等。水果还是补充钾和镁的理想食物，含钾和镁较高的食物有香蕉、西瓜、木瓜、榴莲、红枣等。另外，红枣和桂圆都含有较高的矿物质——铁。

以橘子为例，橘子含有丰富的糖类，还含有维生素、苹果酸、柠檬酸、蛋白质、脂肪、膳食纤维以及多种矿物质等，有益健康。

选购水果时一定要选择新鲜的水果，不仅是因为新鲜的水果水分足、

口感好，更重要的是其中的维生素C尚未损失过多。水果储存久了之后，不但水分减少、口感变差，所含的糖分和维生素C也都被分解了。另外，要尽量购买自然成熟的应季水果，催熟的水果口感较差，养分也较少，如未成熟的香蕉、芒果、木瓜等。

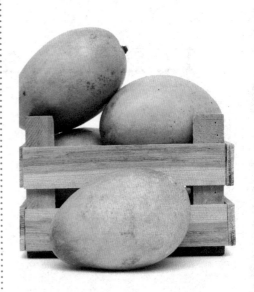

14. 谷雨节气的食疗养生

> 谷雨是"雨生百谷"的意思，每年公历4月20日或19日太阳到达黄经30°时为谷雨。《月令七十二候集解》中说，"三月中，自雨水后，土膏脉动，今又雨其谷于水也……盖谷以此时播种，自上而下也"，故此得名。

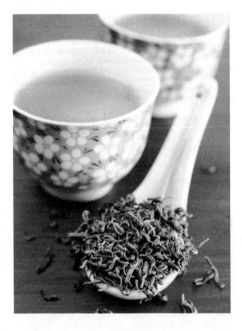

我国古代将谷雨分为三候："第一候萍始生；第二候鸣鸠拂其羽；第三候为戴任降于桑。"其意思是说谷雨后降雨量增多，浮萍开始生长，接着布谷鸟便开始提醒人们播种了，然后是桑树上开始见到戴胜鸟。谷雨是春季的最后一个节气，这时田中的秧苗初插、作物新种，最需要雨水的滋润，所以说"春雨贵如油"。

南方谷雨时有摘茶习俗，传说谷雨这天的茶喝了能清火、辟邪、明目等。所以，不管谷雨这天是什么天气，人们都会去摘一些新茶回来喝。

北方谷雨时有食香椿习俗，谷雨前后是香椿上市的时节，这时的香椿醇香爽口、营养价值高，有"雨前香椿嫩如丝"之说。香椿具有提高机体免疫力、健胃、理气、止泻、润肤、抗菌、消炎、杀虫等功效。

此时应适当食用一些具有补血益气功效的食物，不仅可以增强体质，还可为安度盛夏打下基础。参蒸鳝段、菊花鳝鱼等，具有祛风湿、舒筋骨、温补气血的功效；草菇豆腐羹、生地鸭蛋汤均具有滋阴养胃、降压降脂、抗菌消炎、清热解毒、养血润燥等功效。但是补要适当，不宜过。

老年人
营养365

15. 水产类食物营养好

> 水产类食物主要包括鱼类、贝壳类和藻类等。其中鱼类分为海鱼和淡水鱼。相对来说，海鱼尤其是深海鱼类的营养价值比淡水鱼更高。

鱼类和贝壳类食物都含有较多的优质蛋白，深海鱼类还含有较多的必需脂肪酸（亚油酸和α-亚麻酸）以及EPA和DHA，这些营养素都是人体重要的而又容易缺乏的营养素，尤其对于婴幼儿的大脑和智力发育不可或缺。贝壳类食物还含有较多的矿物质锌，如锌、硒、铬等，对于中老年人的生殖健康很重要，也有利于预防糖尿病。

藻类食物含有较多的膳食纤维和活性多糖，有利于人体肠道健康，能预防便秘和各种慢性病以及癌症等。藻类食物如海带、紫菜还含有很丰富的钾、钙、碘等矿物质，多吃有利于人体的神经肌肉的健康和预防甲状腺疾病。

16. 菌菇味美促健康

> 菌菇类食物包括香菇、茶树菇、灵芝等，是一个很庞大的物种体系。它们不但味道鲜美，而且还含有很多对人体有益的成分。

菌菇类食物的主要营养成分是膳食纤维（主要是不可溶性粗纤维）、矿物质以及对人体非常有益的活性多糖，如香菇中的香菇多糖、灵芝中的灵芝多糖等。因此，多吃菌菇类食物可以预防便秘以及补充一定的矿物质，还可以预防高血压、高血脂、高血糖以及癌症等慢性病。对于中老年人来说，非常适合多吃。

以香菇为例，香菇多糖能提高辅助性T细胞的活力而增强人体体液免疫功能。大量实践证明，香菇防治癌症的范围广泛，已用于临床治疗。

17. 中老年人与糖的关系

糖是我们生活中的常用调味剂，包括白砂糖、冰糖、红糖、蜂蜜等。糖是具有甜味的物质，主要分为单糖、双糖和多糖。儿童多吃糖容易长龋齿，而中老年人多吃糖的危害则更大。

营养学上推荐人们补充糖类主要是通过吃淀粉含量高的食物，如米饭、馒头、红薯、土豆等，而不是白糖、冰糖、果糖等单糖或双糖食物。原因是，吃多了糖不但容易得龋齿，还容易使血糖急剧升高。因为这些单糖或双糖可以在消化道内被很快分解吸收，很快就进入了血液，使血糖升高。血糖升高之后，胰岛素的分泌就会增加，如果长期食用大量的单糖或双糖，则会加重胰岛B细胞（分泌胰岛素的细胞）的负担，甚至造成损伤，严重时导致糖尿病。

因此，生活中少吃这些甜味食物也是预防糖尿病很重要的一个方面，原本就患有糖尿病的中老年人更是要限制食用含单糖或双糖的食物。不过，现在市场上出现了这些糖的替代甜味剂，即糖醇。糖醇既具有甜味，又不会导致血糖升高，因此，糖尿病的特膳食物中常用糖醇代替蔗糖、果糖等。

此外，过多的糖类进入体内会被转化为脂肪，而中老年人的体内本来就容易堆积脂肪，吃多了糖更加容易引起肥胖。所以，中老年人应当尽量少吃糖和含糖食物，如含糖饮料、糕点、糖水等。

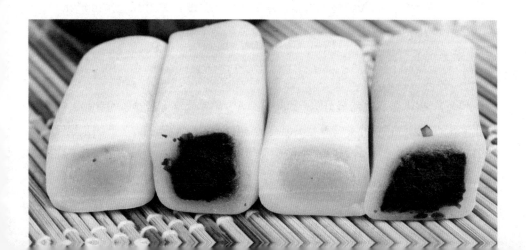

18. 买零食要学会看食品标签

> 零食的品种繁多，口味各异，深受各年龄层次群体的喜爱，闲暇时吃零食是一种享受。但是，美味的零食不一定健康。我们该怎样选择零食呢？选择零食时又需要注意哪些问题呢？

选购零食要注意三个问题：

（1）食品的保质期。买零食要养成查看保质期的习惯，过期的食品不能买，这是大家应具备的常识。

（2）食品的配料表。想要看懂食品的配料表先要了解常见的食品添加剂，食品添加剂包括调味剂、膨松剂、乳化剂、防腐剂等。虽然我们的食品离不开添加剂，但有些添加剂如糖精钠、苯甲酸钠等过多食用对人体是有害的。因此，限制使用的食品添加剂含量越多的零食，越建议少买。

（3）食品的营养成分表。看这个表的目的就是判断食品里面的营养素含量，看脂肪含量是否过高、钠的含量是否过多等。

19. 适当补充营养补充剂

> 中老年人因为咀嚼能力弱，限制了对某些食物的食用，加上消化吸收功能差，吃进去的食物不易被身体吸收。因此，平时吃一些营养补充剂很有必要。

购买营养补充剂之前最好先咨询专业营养师，因为盲目补充营养品不但达不到保健的效果，还会浪费自己的金钱。另外，有些营养品（如含维生素A、矿物质铁等营养素的食品）过多食用会中毒。我国国内生产的正规保健品都是有"蓝帽标志"的，有这个标志意味着这款保健品可以放心食用。

20. 四月应季食物

四月正值春季，春天肝气旺盛，相对影响脾胃的消化吸收功能，因此饮食上仍以清淡为主。绿色蔬菜是春季最好的食物，蔬菜富含维生素和微量元素，可以补充冬季的摄取不足。那么，四月宜吃什么菜呢？

❀ 莴笋

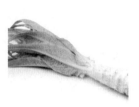

莴笋具有利五脏、通经脉、清胃热及清热利尿等功效，古时常用于治疗小便不利及消化不良等症。莴笋的含钾量较高，有利于促进排尿，能适当减少心房的压力，对高血压和心脏病患者极为有益。

莴笋性偏寒，本身有脾胃虚寒问题、常常出现大便稀溏的人不宜多吃莴笋，否则会加重消化不良，并引起腹泻。

❀ 黄瓜

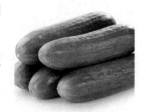

《本草纲目》中记载：黄瓜味甘、性凉，有清热、解渴、利水、消肿的功效。现代医学认为，黄瓜中含有纤维素，对促进肠蠕动、加快排泄有一定作用。黄瓜所含的黄瓜酸，能促进人体的新陈代谢并排出毒素。

但黄瓜偏寒，脾胃虚弱、久病者宜少吃。

❀ 芹菜

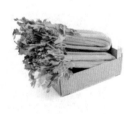

春天雨水多，芹菜梗嫩叶鲜，味道香脆。春天阳气上升，更容易肝火旺盛，人很容易上火导致便秘，而芹菜含有非常丰富的纤维素，可降低血压、改善便秘。

《本草汇言》载："脾胃虚弱，中气寒乏者禁食之。"由于芹菜性凉质滑，故脾胃虚寒、腹痛、腹泻者不宜多食。

Part 05
五月：饮食科学搭配

五月是"立夏"之季。

阳气渐长，阴气渐衰，

老年人应保持良好的心态，

预防气血瘀滞及心血管疾病。

从饮食上来说，

老年人应以低脂、低盐的清淡食物为主，

多食用维生素含量高的蔬菜水果，

科学合理地搭配饮食。

1. 多样化的饮食结构

> 目前，除了母乳的各种营养成分及其含量能满足婴幼儿的生存和生长发育需求，其他食物都无法单独满足人体的日常所需。因此，我们必须每天吃各种类型的食物，才能维持身体健康。

我国古代的先贤们早就认识到了饮食多样化的重要性，如《黄帝内经》中有一句很经典的论述："五谷为养，五果为助，五畜为益，五菜为充，气味合而服之，以补精益气。"这句话可以说是我国古代的膳食指南。

我们常把食物分为五大类：第一类为谷类及薯类，包括面粉、大米及各种杂粮、红薯、紫薯、木薯等，主要提供糖类、B族维生素和膳食纤维等。第二类为动物性食物，包括鱼、禽、肉、蛋、奶等，主要提供蛋白质、脂肪、矿物质、维生素A和B族维生素等。第三类为豆类和坚果类，包括大豆、其他干豆类、花生、核桃等，主要提供蛋白质、脂肪、矿物质、B族维生素和维生素E等。第四类为蔬菜、水果和菌藻类，包括白菜、黄瓜、苹果、香蕉、香菇、海带等，主要提供膳食纤维、矿物质、维生素、糖类以及丰富的植物活性成分等。第五类为纯热能食物，包括动物油、植物油、食用糖、淀粉和酒类等，主要提供能量、必需脂肪酸和维生素E等。

可见，每一类食物都有各自的营养特点，我们只有多吃不同品种的食物才能满足身体所需。

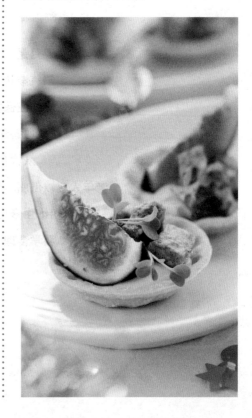

2. 中国膳食金字塔

> 中国居民平衡膳食宝塔是根据《中国居民膳食指南》的核心内容，结合中国居民膳食的实际情况设计的，它把平衡膳食原则转变为各类食物的重量，便于人们在日常生活中实行。

中国居民平衡膳食宝塔提供了一个比较理想的膳食模式，同时注意了运动的重要性。虽然上面建议的有些食物的推荐食用量难以达到，但为了改善自身的健康状况，应把它看作一个奋斗目标，逐步达到。

中国居民平衡膳食宝塔（2017版，见下图）分为五层，包括了我们每天应吃的主要食物种类。宝塔各层的位置和面积反映了各类食物在膳食中的地位和应占的比重，位置越往下，在膳食结构中就越重要；所占面积越大，则表明在膳食结构中占的比重越大。

应当指出的是，平衡膳食宝塔中建议的各种食物适宜摄入量适用于一般健康成年人，在实际应用时要根据个人的性别、年龄、体重、身高、劳动强度等情况做相应的调整。有些食物也有一定的季节性，所以每个季节吃应季的食物最好。

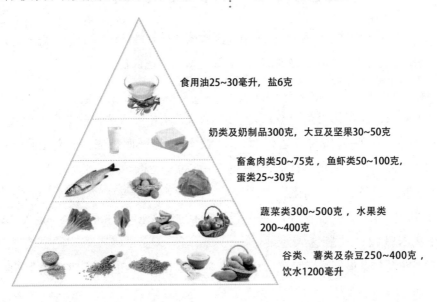

食用油25~30毫升，盐6克

奶类及奶制品300克，大豆及坚果30~50克

畜禽肉类50~75克，鱼虾类50~100克，蛋类25~30克

蔬菜类300~500克，水果类200~400克

谷类、薯类及杂豆250~400克，饮水1200毫升

3. 搭配好是硬道理

> 我们每天都要摄入数量足够而且比例合适的糖类、脂类、蛋白质、矿物质、维生素、膳食纤维和水七大营养素，因此，只有搭配好我们每天吃的各种食物，才能达到各种营养素的均衡和充足摄入。

其实，食物搭配不仅是营养均衡的需要，也是为了避免口味的单调。一餐中只吃肉菜或只吃素菜都会觉得单调，每天只吃固定的菜也会觉得腻，这就要求我们要懂得经常变换食谱的组成，才能保持比较旺盛的食欲。

食物多样化，营养才能均衡。各种食物都有其各自的营养特点，只有摄取多样化的食物，才能获得更全面的营养。食物多样化，食品才更安全。有人说食物、药物和毒物之间并无严格的界限，只有剂量的区别，这听起来也有一定道理。

4. 立夏节气的食疗养生

> 每年公历5月5日或6日，太阳到达黄经45°为"立夏"节气。预示着季节的转换，为古时按农历划分四季之夏季开始的日子。

自古以来，我国民间有许多有关立夏的习俗，有些习俗至今还保留着。如在江苏扬州，立夏日有吃五香茶叶蛋、吃七家茶、不坐门槛、称体重等习俗。

在我国民间，立夏这天还要吃蛋，叫"补夏"。最好吃咸鸭蛋，因

为咸鸭蛋中无机盐含量丰富，含钙、铁量比鸡蛋和鸭蛋都高，是夏日补充钙、铁的首选。

此外，为迎接立夏，我国江西一带还有立夏饮茶的习俗，说是"不饮立夏茶，会一夏苦难熬"。江浙一带有立夏吃花饭的习俗，也有叫"吃补食"的。

5. 五谷杂粮不能少

> 我国中医名著《黄帝内经》中就已经有"五谷为养"的说法，即水稻、小麦以及其他杂粮是营养身体的基本食物。中国居民膳食指南中，谷类食物也被列为主要食物。因此，五谷杂粮在我们的食谱中是不能缺少的。

五谷杂粮类食物的主要营养成分是糖类。糖类是我们人体的三大供能营养素之一，而且是提供能量最多的糖类，占55%~65%，即一半以上的能量必须由糖类来提供。而且，我们人体的中枢神经（包括大脑和脊髓）细胞以及成熟红细胞只能依靠糖类的氧化来提供能量。

如果五谷杂粮吃得不够，缺乏糖类，人体就会通过分解脂肪或蛋白质来提供能量，造成身体过度消瘦，也会降低免疫力。

6. 脂肪必须有

> 人体的三大供能营养素是糖类、脂肪和蛋白质，三大供能营养素在我们的三餐中是缺一不可的，只是比例不同而已。

我们从食物中摄入脂肪的时候，可以促进维生素A、维生素D、维生素E、维生素K的吸收，因为这些维生素是脂溶性的，只有溶解于脂类才能被人体吸收。

适当摄入脂肪还能增加饱腹感，延缓饥饿。相反，要是吃正餐的时候没有摄入一点儿脂肪，吃完之后可能过不了两三个小时就饿了，这样会影响正常的工作。

7. 胆固醇不是坏东西

高血压和高血脂已经是现在常见的慢性病，血液中胆固醇含量过高是导致高血压和高血脂的一个重要因素。于是，有些患者就谈胆固醇色变，再也不吃含胆固醇的食物。其实，胆固醇也不是绝对那么坏的，我们人体也需要适量的胆固醇。

胆固醇广泛存在于动物体内，尤以脑及神经组织中最为丰富，在肾、脾、皮肤、肝和胆汁中含量也高。

我们人体中的胆固醇有两个来源，一个是外源性的（每天摄入300~500毫克），即来自于我们吃的动物性食物，只占少部分；二是内源性的（每天产生约1000毫克），主要由肝脏合成，所占比例远远大于外源性胆固醇。虽然人体合成的胆固醇远远大于摄入的，但这并不代表我们可以不摄入胆固醇。科学研究发现，如果我们摄取的食物中缺乏胆固醇，人体就会合成更多的胆固醇，即体内的胆固醇代谢失去平衡，这样反而会导致罹患慢性疾病。

人体内的胆固醇还有它重要的作用，如构成细胞膜和其他膜结构；构成血浆脂蛋白，用于运输血脂；用于合成维生素D和胆汁酸等。

所以，只要避免摄入胆固醇含量特别高的食物（如猪脑），或限制食用某些含胆固醇食物的次数（如动物肝脏可以每周吃一次），就不会过多摄入胆固醇。成年人每天胆固醇的推荐摄入量小于300毫克。

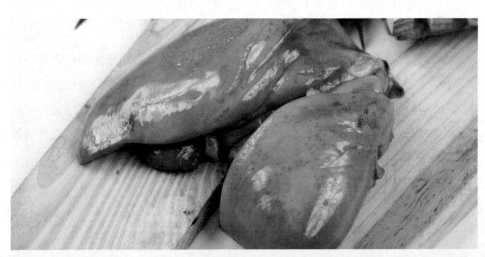

8. 吃水果也有大讲究

水果是我们人体某些矿物质（如镁、钾）、维生素（如维生素C）以及某些植物活性成分的重要来源，因此，多吃水果有利于健康，也很有必要。那么我们该怎么吃水果呢？

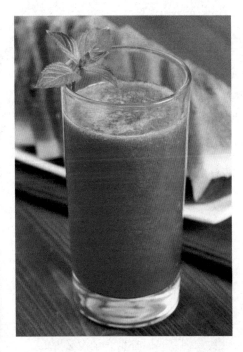

水果的种类繁多，不同的水果其营养成分各有不同。如草莓、橘子、橙子、柠檬、猕猴桃等含有较多的维生素C；西瓜、木瓜、香蕉、葡萄、橘子等含有较多的钾、镁等矿物质；深色水果，如西瓜、哈密瓜、木瓜、葡萄、橘子、桃子、李子等含有大量的类胡萝卜素，有较强的抗氧化性。因此，我们可以根据自己的需要选择不同的水果。

很多水果中的有益营养素（如抗氧化成分）都位于水果的表皮或果核中，因此，吃水果（果皮不能吃的除外）尽量不要把果皮丢弃，而是要洗净之后一起吃下去。如葡萄的皮和核中含有大量的花青素（具有强抗氧化性），所以葡萄的正确吃法是洗净之后整个嚼碎吃下去。

中老年人因为牙齿不好，咀嚼能力较差，可以用榨汁机将水果榨成汁或用搅拌机搅成果泥喝下去，不但味道别具一格，还有利于消化吸收。有些高端的搅拌机转速较高，可以将植物的细胞壁打破，让各种营养成分充分溶解在水中，这样有利于充分吸收。还可以将不同种类的水果甚至蔬菜混合在一起搅拌成浆汁，这样营养价值更高。

9. 饮食相克的说法无根据

我们常听说有些食物之间会相克，不能同时食用，很多养生保健类的书籍也有专门讲食物相克的内容。但是营养学家认为，这些是缺少科学依据的，我们日常的饮食无须担心食物相克。

"食物相克"一词最早来源于中医食疗类的一些书籍，如东汉医学家张仲景在《金匮要略》中就说，很多食物不能一起吃，如螃蟹与柿子、蜂蜜与葱、苋菜与甲鱼等。

中医食疗理论认为：食物也与中药一样具有寒、凉、温、热四气和甘、酸、咸、苦、辛五味；而人的体质有寒、热、虚、实之分。如果将两种性味完全相反的食物同时食用，可能会使食物的食疗效果相互抵消。但这不能简单地理解成"食物相克"或"食物中毒"。

以螃蟹和柿子为例，有些人同时吃了这两种食物会出现腹泻和呕吐的症状，这是因为螃蟹和柿子都是寒凉性的食物，一起食用就是双倍的寒凉，从而损伤脾胃。从营养学分析，螃蟹含有丰富的蛋白质，而柿子则含有较多的鞣酸，鞣酸和蛋白质相遇会发生化学反应生成鞣酸蛋白，不易被机体消化，在肠内发酵，导致产生呕吐和腹泻的症状。

不过应当指出的是，这些不良反应也跟人的体质有很大关系，并不是所有人都会出现这种状况。我们一般的饮食中是不会出现这种情况的，所以食物相克的担心是完全没必要的。

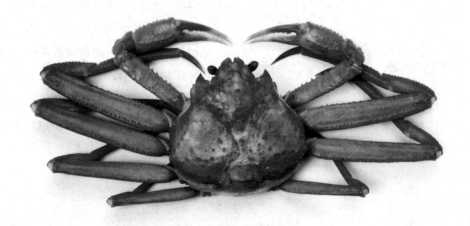

10. 吃好早餐，活力整天

> 早餐的能量占一天中能量的25%~30%，早餐不但关系到一个人上午的精神状态，研究发现，如果经常不吃早餐，还会抑制胆汁的分泌而造成胆结石。所以，早餐是不能不吃的。

有句话说得好："早餐要吃好，午餐要吃饱，晚餐要吃少。"这是有一定的道理的，这也说明早餐要吃得营养丰富。早餐的营养成分要注意四点：一是要有较多的优质蛋白，如鸡蛋、牛奶、豆浆等至少要有一种；二是要以馒头、面条、米粉等粮食类食物为主食，这关系到一个人上午的精神是否充沛；三是要有适量的脂肪，这可以防止在中午12点前就感觉饥饿；四是要有一定量的膳食纤维，预防便秘。

早餐最佳进食时间是6:00~8:00。当然，如果因为上班乘车或起床较晚，晚点吃早餐也没关系，总比不吃要强。

11. 吃鸡蛋会导致高血压吗

> 其实，除了对蛋类过敏的人不宜吃鸡蛋外，其他人都是可以放心吃鸡蛋的。

鸡蛋的可食部分可分为蛋清和蛋黄。蛋清的主要成分是蛋白质和水，几乎不含其他成分。蛋黄除了富含蛋白质外，还含有较多的脂肪、胆固醇、磷脂，以及一些矿物质、维生素等。其中，磷脂、钙、镁等营养素都有降血压的作用，而硒、维生素A、维生素E等都具有抗氧化作用。因此，吃鸡蛋的益处远远大于其中所含的胆固醇对身体的"危害"。

12.中老年人吃生姜宜忌

> 生姜具有温中止呕、解表散寒的作用，其杀菌作用不亚于葱和蒜。生姜还能刺激胃液分泌，可促进消化。另外，生姜中还含有较多的挥发油，能抑制人体对胆固醇的吸收，防止肝脏和血清胆固醇的蓄积。

虽然生姜的好处很多，但吃生姜是要分时间的，相比晚上，早上吃对身体更有好处。

这是因为，早上人的胃中之气有待升发，吃点儿姜可以健脾温胃。并且生姜中的挥发油可加快血液循环、兴奋神经、使全身变得温暖。在冬天的早晨，适当吃点儿姜，还可驱散寒冷，预防感冒。到了晚上，生姜的辛温发散作用会影响人们夜间的正常休息，且晚上进食辛温的生姜容易产生内热，日久就会上火。说其像砒霜有些夸张，但确实对健康不利。

生姜的吃法很多，晨起含姜片或喝生姜红枣汤都是中老年人健康的吃姜方法。

早晨起床后，先饮一杯开水，然后将生姜去皮，切成薄片，取4~5片用开水烫一下，再将姜片放入嘴里含10~30分钟，咀嚼。坚持食用，可预防感冒。

早晨取红枣 10 枚、生姜 5 片、红糖适量，煎汤代茶饮，每日 1 次，可有效改善冬季手脚冰凉。

需要注意的是，生姜性属微温，过量食用会伤阴助阳，因此，阴虚火旺的中老年人不宜多吃。腐烂的生姜中含有有毒物质黄樟素，可诱发肝癌、食管癌等，千万不能食用。

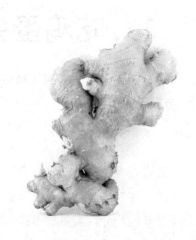

13.吃得安全和卫生

食物的安全和卫生是健康饮食的最基本要求，如果食物不卫生，轻则会引起呕吐、腹泻，严重的会出现中毒和死亡。所以，日常饮食一定要注意讲究卫生，不吃被污染和变质的食物。

我们平时一日三餐的食物量要与食量相适应，做的饭菜过多吃不完时尽量不要过餐。因为天气热的话，过餐容易导致食物被细菌污染而发生变质，即使放冰箱保存再取出来加热吃也会影响口感。吃完饭后一定要及时把碗筷洗干净，要是没时间清洗就将它浸泡在水里，有利于清洁。洗碗筷要尽量洗彻底，不要有污渍残留，污渍容易滋生细菌而产生有害物质。碗筷在清洗干净之后，尽量放消毒柜里保存。

蔬菜和水果要用清水充分洗干净，减少农药残留而危害健康。去超市买有外包装的食品要注意看有没有超过保质期等。

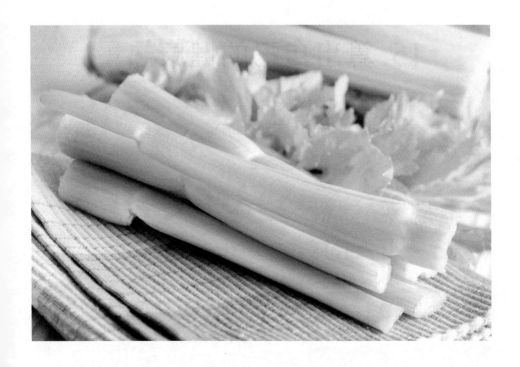

14. 如何科学地摄取营养

> 我们选择食物的时候，除了要满足身体的最基本需求，也要考虑自身的身体状况，做到有的放矢，才能达到更好的保健效果。

虽然政府的相关部门制定了居民的膳食指南，但那些推荐的营养摄入量和饮食方法只适合大部分的健康人群。由于每个人的身体状况不一样，工作的性质和生存的环境也不同，所以要有个性化的饮食营养方案，才有利于自身的健康。

如长得比较胖的人要减少油腻食物的摄入，控制总的食量，增加富含膳食纤维的蔬菜水果的摄入，等等；身体消瘦的人要特别注意三大产能营养素的摄入，特别是要增加蛋白质的摄入；经常失眠的人要注意B族维生素、钙和蛋白质的补充，可以多喝牛奶、豆浆，多吃水果、坚果等。

15. 算出自己的健康热量

> 热量的摄入是一个很重要的问题，摄入过多，容易引起肥胖，摄入不足则会影响日常工作和生活，还会导致身体消瘦。那么该怎样估算自身需要的热量呢？

估算自己的健康热量摄入要考虑三方面的因素：一是年龄。18岁之前，年龄越大，所需的热量越多；18～50岁的推荐能量摄入是一样的；50岁之后，能量摄入的需要有所减少。二是性别。相同条件下男性的能量推荐摄入大于女性的推荐摄入。三是劳动强度。劳动强度越大，需要的能量越多。

确定上述因素后，再查政府部门制定的《中国居民膳食能量推荐摄入量》表，即可确定自己需要的健康热量。

16. 营养病往往是家族病

> 很多慢性病是由于饮食营养不当导致的，而这些慢性病还具有家族聚集的现象。这是因为一家人每天同吃一桌饭菜，各种营养种类和比例相同。所以，如果饮食结构不当，出现的问题也是一样的。

最常见的家族性营养疾病就是肥胖症。如果一家人做菜一直都习惯比较油腻的话，那往往一家人都会摄入过多的脂肪和能量，从而导致能量过剩，出现肥胖症等慢性病。

高血压和肾病也有家族聚集倾向。如一家人吃的菜一直都比较咸，那家中的中老年人很有可能会患上高血压或肾病。

还有癌症也是如此，癌症和饮食也有很大的关系。如一家人经常吃肉，很少吃蔬菜，因为长期缺乏膳食纤维，很容易患上大肠癌。一家人常吃油炸的菜也容易患上各种癌症。

17. 身体缺什么，自己测一测

> 自身的营养状况是否良好，是否有营养素的缺乏，是可以根据自身的体表特征来判断的。常通过身高、体重、头发、皮肤、眼睛、指甲、体形等方面的特征来评价营养状况。

如果身高生长缓慢，很可能是因为长期（半年以上）的营养缺乏，尤其是蛋白质和钙缺乏。看起来体形消瘦、体重低，说明近期（两个月以内）营养缺乏，主要是蛋白质和能量不足。头发变白、脱落以及皮肤干燥、脱屑等一般与缺乏蛋白质、铁、锌、维生素A、B族维生素等营养素有关。眼部疾病一般与蛋白质、锌、维生素A、维生素B_2等营养素缺乏有关。匙甲、反甲、指甲上有竖纹等与缺乏蛋白质、铁、维生素A等营养素有关。

18. 小满节气的食疗养生

《月令七十二候集解》："四月中，小满者，物致于此小得盈满。"这时全国北方地区麦类等夏熟作物籽粒已开始饱满，但还没有成熟，约相当乳熟后期，所以叫小满。

小满是夏季的第二个节气，每年公历5月20日至22日之间，太阳到达黄经60°时为小满。进入小满后，气温不断升高，人们往往喜爱用冷饮消暑降温。但此时进食生冷饮食易引起胃肠不适而出现腹痛、腹泻等症。

另外，小满后不但天气炎热，出汗较多，雨水也较多，饮食调养宜常吃具有清利湿热、养阴作用的食物，如绿豆、黄瓜、荸荠、胡萝卜、西瓜、山药、鲫鱼、草鱼、鸭肉等，忌吃膏粱厚味、甘肥滋腻、生湿助湿的食物。

19. 碱性食物和酸性食物

目前，对于食物是否存在酸性和碱性之分，以及人体的酸性体质和碱性体质的说法，存在很大的争议。

有专家认为，不管是什么食物，吃到体内之后都不会改变体液的pH值。所以，食物和体质不存在酸性和碱性的说法。

碱性食物与酸性食物是相对的。酸、碱食物的划分不是根据口感，而是根据食物经过消化后在人体内最终的代谢产物来划分的。如果代谢产物内含较多钙、镁、钾、钠等阳离子，即为碱性食物。如果最终以氮、碳、硫、氯、盐等酸根形成留在体内的，即为酸性食物。

20. 不冷不热最利于健康

食物的温度对健康也很重要，因此，要根据气温的变化来调节食物的温度。

温度过冷的冰冻食物进入身体后，会导致胃部收缩，减少胃液的分泌，从而影响消化。中医也认为，吃的食物过于寒凉会伤脾阳，导致脾胃的运化传导功能失常，容易引起胃痛、呕吐、腹泻等症状。

食物的温度过高，即烫食，对身体的危害也不小。烫食对身体最大的伤害是烫伤口腔黏膜、舌头、食管等部位，长期吃烫食不但会导致口腔烫伤，引起口腔溃疡，还容易引起食管炎，严重时还会导致食管癌。

所以，我们吃的食物既不能太冷，也不能太热，吃温度接近人体体温的食物最好，一般为25～40℃。夏天的时候可以吃与室温差不多的食物。食物温度的上限则是吃起来稍微比自身体温热，不觉得烫嘴为佳。

21. 饮食需五味调和

食物的营养对健康很重要，食物的味道对健康也很重要。味道能直接影响人的食欲，只有食欲好了，才能保证正常的食量。

有些人经常听从一些人云亦云的"养生知识"，而未咨询专业的营养师，就认定某些食物是自己的禁忌，很少触碰。如有些人皮肤容易长痤疮，于是从来不敢吃辣椒。

长期吃固定样式和味道的食物，容易吃腻，食欲也容易变差。对于那些消化系统功能退化的人来说就更加没胃口了。中医认为食物有咸、甘、酸、辛、苦五味，分别入肾、脾、肝、肺、心五脏，意思是多吃各种味道的食物对五脏有相应的补养作用。

22.别买催熟的菜

过去，不同的季节只能吃相应季节的蔬菜，自从推广大棚栽培技术后，我们一年四季都能吃上其他季节的蔬菜，这大大地丰富了我们的餐桌品种。但是我们吃反季节蔬菜会对健康造成危害吗？

现在大棚生产的反季节蔬菜，因为外部的温度气候不适合某些蔬菜的生长，只能通过人造的环境来促进蔬菜的生长。但是，人为营造的环境根本无法跟自然环境相比，大棚生长的蔬菜尤其缺乏阳光的照射，缺少光合作用，很多营养物质都无法生成。

最重要的是，种植蔬菜的农民会使用一些催熟剂来加快蔬菜的成长速度以及增加蔬菜的重量来提高经济效益。这些没经过充分光合作用并吸收营养的蔬菜，营养价值自然就比应季非大棚生长的蔬菜低得多。

23.端午节别吃太多粽子

每年农历五月初五是中国最重要的传统节日之一——端午节，是为了纪念战国时期的楚国诗人"屈原"而设立的节日。在这一天有两个比较重要的风俗活动，那就是赛龙舟和吃粽子。粽子虽然味道独特，但不宜多吃。

粽子是由粽叶包裹糯米蒸制而成。粽子的种类繁多，每个地区有所不同，著名的有肉粽、桂圆粽、莲蓉粽、板栗粽、咸蛋粽等。粽子的主要

成分是糯米，加上其他食材如猪肉、桂圆、板栗、莲蓉等制成。

部分粽子比较油腻，不适合高血压、肾病患者食用。

24.五月应季食物

> 进入五月之后，天气开始变热，此时的蔬菜水果也越来越丰富，有众多味道鲜美而又营养丰富的食物可供挑选。

❀ 枇杷

五月是吃枇杷的季节。枇杷含有果糖、葡萄糖、钾、磷、铁、钙以及维生 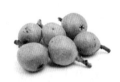 素A、B族维生素、维生素C等，中医认为枇杷果实有润肺、止咳、止渴的功效。

❀ 杨梅

到了炎热的夏季，因为津气不足而导致的口干等症状，可以通过食用杨梅来生津止渴。此外，夏天多食用杨梅还可以防止中暑。杨梅中含有多种的有机酸类，能增加食欲，帮助消化，增强肠胃功能。

❀ 荔枝

研究证明，荔枝对大脑组织有补养作用，能明显改善失眠、健忘、神疲等症。荔枝肉含丰富的维生素C，有助于增强机体免疫功能，提高抗病能力。鲜荔枝的含糖量很高，患有糖尿病的中老年人要少吃一些。同时，阴虚火旺、有上火症状的人忌吃，以免加重上火症状。

❀ 茭白

茭白，被誉为"水中参"，其质地鲜嫩，味甘实，其性滑而利，可清热止渴、除烦解酒。因其水分高，热量低，含有较多膳食纤维，具有通便、减肥、美容的功效。

❀ 空心菜

空心菜含有丰富的维生素C、膳 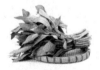 食纤维，具有促进肠蠕动之功效。因为空心菜含有较多的草酸，摄入过多会影响钙、铁、锌等矿物质的吸收，所以炒空心菜之前可以先焯水再炒。

Part 06
六月：营养因人而异

六月大暑吃仙草，活如神仙不会老。

六月，

老年人应该多吃些清热解暑的食物，

比如苦瓜、苦菜、苦荞麦等。

同时，老年人还得摄入充足的营养。

但每个人所需的营养因人而异，

过多或过少都会影响身体健康。

了解你自己每日所需的营养，

才能健康地活到天年。

1. 营养均衡轻松度过更年期

可能对于大部分中老年女性来说，最害怕的是进入更年期，因为进入更年期后生活质量会严重下降。但是，这只是对营养状况较差的人而言的。如果注意营养，可以大大减轻更年期的各种不适症状。

女性更年期出现各种不适的主要原因是卵巢功能退化，雌激素和孕激素以及其他激素的分泌都大大减少，相应的会出现如停经、性欲减退、皮肤失去光泽、皱纹增多、动脉粥样硬化、骨质疏松等症状。

如果这个时候营养跟不上，那只能任由身体衰老。如果营养均衡而充足，则可以延缓衰退，大大减轻症状。如锌具有双向调节内分泌的功能，能减少各种激素的急剧变化；充足的优质蛋白质和维生素C可以促进细胞的更新，减少皱纹；充足的钙和蛋白质可以延缓骨质疏松的发生。

2. 中老年女性需补充的营养素

针对中老年女性容易出现的问题，可以多补充相应的营养素来延缓衰老、预防疾病、减轻症状甚至调理好疾病。

中老年女性常出现的问题为骨质疏松、风湿性关节炎、贫血、便秘、失眠、健忘、抑郁、焦虑等。预防骨质疏松应当注意补充蛋白质、钙、维生素D、维生素K等营养素。风湿性关节炎应当补充蛋白质、锌、硒、维生素A、维生素E、维生素C等营养素。贫血应当注意补充蛋白质、铁、B族维生素、维生素A、维生素E、维生素C等营养素。便秘要注意补充膳食纤维和水。如有神经系统方面的症状要注意补充蛋白质、钙、镁、钾、B族维生素等营养素。

总的来说，中老年女性应该多补充的营养素有蛋白质、钙、铁、锌、硒和各种维生素，以及膳食纤维，平时还要注意多喝水。

3. 中老年女性补气血食材

> 虽然中老年女性过了更年期之后就停经了，大大减少了失血的次数，但是由于消化吸收能力下降，体内容易缺乏造血原料，因此，中老年女性也会经常出现贫血的问题。

从营养学的角度看，贫血应当多补充蛋白质、铁、B族维生素、维生素A、维生素E、维生素C等营养素，富含这些营养素的食物包括鱼、瘦肉、牛肉、谷胚、黑芝麻、黑木耳等。

中医治疗贫血的方法是补气血，相应的药材包括补气的药材，如人参、西洋参、党参、太子参、山药、黄芪等；补血的药材，如当归、桂圆、白芍、熟地黄、阿胶等。中医认为，气和血是相互生化、相辅相成的，气生血并推动血的运行，血可化气和载气。因此，补血的同时补气会收到更好的效果。

人参性温、平，味甘、微苦，归脾、肺、心经，具有大补元气、复脉固脱、补脾益肺、生津止渴、安神益智的功效。人参是补气圣药，主治劳伤虚损、食少、倦怠、惊悸、健忘、眩晕头痛、一切气血津液不足之症。

当归性温，味甘、辛、苦，归肝、心、脾经，有补血、活血、调经止痛、润燥滑肠的功效。当归是补血圣药，主治血虚诸证、月经不调、经闭、痛经、虚寒腹痛、肌肤麻木、肠燥便难、跌扑损伤。可将人参、黄芪、当归一起煎服，达到气血同补之功效。

如果能将食材和中药材结合起来，比如瘦肉和人参同炖，那么补气血的效果会更好。

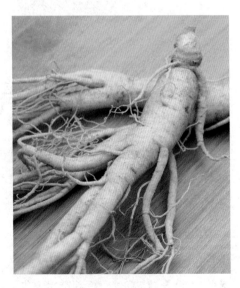

4. 中老年女性补气血药膳

阿胶性平，味甘，归肺、肝、肾经，是中药中的补血圣药。牛肉中所富含的优质蛋白和血红素铁都容易被人体吸收，是人体造血必不可少的原料。阿胶与牛肉一起制成药膳，补气血的效果倍增。

阿胶牛肉汤

功效： 本品能滋阴养血、温中健脾，适用于头昏眼花、心悸不安者。

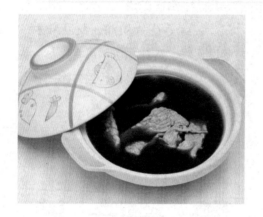

材料： 阿胶15克，生姜10克，牛肉100克，米酒20毫升，盐适量。

做法：

1. 将牛肉去筋，氽烫，切片备用；生姜洗净，切小片。
2. 将切好的牛肉片与生姜、米酒一起放入砂锅，加入适量的水，先用大火煮沸，再用小火煮30分钟。
3. 加入洗净的阿胶以及盐，待溶解后，搅拌均匀即可。

5. 芒种节气的食疗养生

芒种是二十四节气中的第9个节气。每年公历6月5日左右，太阳到达黄经75°时为芒种。芒种，是麦类等有芒作物成熟的意思。芒种标志高温、高热的盛夏时节即将到来。

芒种时节，公众应遵循"起居宜早起、饮食需清淡、精神要放松"的养生原则。天气炎热易导致食欲不振，可多吃如绿豆、黄瓜等食物。

6. 中老年男性需补充的营养素

> 中老年男性虽然不像中老年女性那样有明显的更年期，但是到了50岁之后，前列腺疾病和肺癌的发病率显著升高。因此，中老年男性也要注意补充某些营养素。

为了预防前列腺疾病，中老年男性应当多补充蛋白质、必需脂肪酸、锌、维生素A、维生素E、番茄红素等营养素。而预防癌症则要多补充蛋白质、硒、维生素A、维生素E、维生素C等营养素。另外，中老年男性也会随着年龄的增长而导致骨钙以流失越来越多。因此，也要注意补钙的同时补充维生素C、维生素D、维生素K。

有抽烟喝酒习惯的中老年男性还要懂得养肝和护肝，可以多补充蛋白质、B族维生素、磷脂、硒、维生素A、维生素E、维生素C等。预防糖尿病还要注意补充铬元素。

7. 中老年男性补肾填精的食材

> 中医认为：男人要多补肾，女人要多补肝。中老年男性由于年龄的增加，肾精会逐渐减少。因为精能化气，也能化血，肾精不足了，也容易出现气虚和血虚，人也就越来越衰老。

中医认为，食物也有五味和五色之分。五色包括红、绿、黑、白、黄，五味包括咸、甘、酸、辛、苦。其中五色中的黑色和五味中的咸味是入肾的。黑色食物包括黑米、黑豆、桑葚、黑芝麻、黑木耳、乌鸡等；

咸味食物包括各种海产品，如生蚝、牡蛎、海参、动物肾脏、海带、紫菜等。以上这些食物都具有补肾填精的作用。其他食材包括鹌鹑、枸杞子、山药、泥鳅、甲鱼、核桃等。

8. 中老年男性补肾填精的药膳

> 虫草是补肾阳的良药，甲鱼是有效的滋阴补肾的滋补食品，两者合一起制作成药膳对于补肾填精有很好的效果。

虫草红枣炖甲鱼

功效： 本品具有安心神、益精气、补肺肾之功效，对心气虚者有食疗作用。

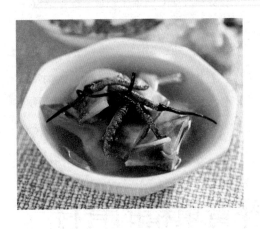

材料： 冬虫夏草5枚，红枣10枚，甲鱼1只，料酒、盐、葱丝、姜丝、蒜瓣、鸡汤各适量。

做法：

1.甲鱼处理干净，斩块；冬虫夏草洗净；红枣泡发，洗净。

2.将甲鱼放入锅内煮沸，捞出备用。

3.甲鱼放入砂锅中，放入冬虫夏草、红枣，加料酒、盐、葱末、姜末、蒜瓣、鸡汤，炖2小时即成。

三仙烩猪腰

功效： 本品可补肾强身、固肾益精，对肾虚引起的遗精、早泄等有食疗作用。

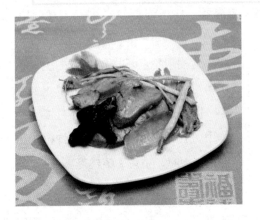

材料： 当归、党参、山药各10克，猪腰500克，酱油、醋、姜丝、葱丝、蒜末、香油各适量。

做法：

1.将猪腰切开，去除筋膜，处理干净放入锅中；加入洗净的当归、党参、山药，再加入适量清水，将猪腰煮至熟透，捞出，待冷却后，改刀切成薄片，摆放在盘中。

2.淋入酱油、醋，倒入葱丝、姜丝、蒜末、香油拌匀即可。

9. 合理饮食告别慢性疲劳

> 过去认为，慢性疲劳是由于过度劳累、睡眠不足或缺乏运动等原因造成的。而营养学家发现，营养缺乏是慢性疲劳的主要原因。所以说，要告别慢性疲劳，必须先注意饮食。

慢性疲劳综合征是一组以疲劳为主要症状，同时伴有低热、咽喉痛、肌肉无力、关节痛、头痛、睡眠障碍、健忘、抑郁等症状的综合征。

人体所需的七大营养素中，蛋白质、钙、镁、钾、钠、B族维生素等都是与神经和肌肉的正常功能有关的营养素，适当补充这些营养素可以很好地提高患者的精神状态，缓解精神紧张和失眠，改善肌肉酸痛、无力的症状。抗氧化的营养素，如硒、维生素A、维生素E、维生素C等则可以消除体内自由基，改善关节疼痛，提高免疫力等。

10. 办公族要注意的营养问题

> 电脑办公族需要长时间盯着电脑屏幕，经常这样不但会降低视力，还会使眼睛疲劳，甚至充血，导致患上结膜炎等疾病。合适的营养可以大大减轻电脑屏幕给眼睛的伤害。

维生素A和蛋白质是对眼睛正常功能有直接影响的营养素，维生素A和蛋白质可结合成眼球里的感光物质视紫红质，只有充足的维生素A和蛋白质存在才能维持眼部正常的功能。缺乏维生素A容易出现夜盲症。维生素B_2、锌和硒对眼部的健康也有重要影响，缺乏维生素B_2、锌和硒也容易出现疾病。

为此，办公族应该注意多吃动物肝脏、胡萝卜及其他深色蔬菜和深色水果，以及鱼、禽、肉、蛋、奶等。

11. 吸烟者需补充的营养素

> 香烟燃烧后的气体中含有大量的尼古丁、焦油、多环芳烃、一氧化碳以及一些重金属的有害、致癌物质。为了健康，吸烟的人应当尽快戒烟。而难以戒烟的人可以通过补充营养的方法来降低患病风险。

研究发现，长期吸烟会大量消耗人体内的维生素C，造成维生素C缺乏。香烟中的各种有害物质进入人体之后也会产生大量的自由基，对人体内的各种分子造成损伤。此时，人体需要大量的抗氧化营养素来清除这些自由基，受损伤的分子也需要营养物质来修复。

所以，吸烟者需要补充足够的维生素A、维生素E、维生素C和矿物质硒，也可以增加具有强抗氧化性的植物活性成分如番茄红素和花青素等。而受损伤的分子修复需要适量的优质蛋白、必需脂肪酸和糖类等。

12. 饮酒者需补充的营养素

> 过度饮酒对健康的危害巨大，所以，《中国居民膳食指南》建议限量饮酒。过度饮酒对身体的危害是全身性的，包括消化道、肝脏、心脑血管等，其中又以对肝脏的损害最大。

肝脏里的各种生化反应需要B族维生素构成的辅酶来参与，所以日常饮食中要注意补充B族维生素。磷脂参与构成细胞膜，也可以运输肝脏中多余的脂肪。因此，肝脏修复少不了磷脂。蛋白质是构成细胞的基本物质，肝细胞的各种代谢也离不开蛋白质，而维生素C具有促进蛋白质合成的作用，所以必须多补充蛋白质和维生素C。肝脏受损的过程中也会产生很多自由基，因此，还需要补充抗氧化物质（硒、维生素A、维生素E）来清除自由基。

13. 熬夜之后需补充的营养素

> 熬夜是让身体在该休息的时候还拼命工作，这对身体的消耗是很大的。人进入睡眠状态后，基础代谢率会下降，要是此时身体还在活动，则相对于入睡眠状态，身体的消耗更大。

熬夜之后，要多吃点营养价值较高的食物以补充消耗，还要吃一些抗氧化物质来清除体内的自由基。需要多补充的营养素有糖类、蛋白质、磷脂、钙、镁、钾、维生素A、B族维生素、维生素C、维生素E以及适量的植物油等。

推荐的食物有面条或馒头、牛奶、橙汁或番茄汁。另外，吃一些复合矿物质片和复合维生素片也很有必要。熬夜之后食欲会下降，选择的食物要尽量美味、清淡、易消化。

14. 生病之后需补充的营养素

> 身体生病可看作是体内的各个系统在与病魔做斗争，在这个过程中要消耗大量营养物质，自身的组织细胞也会出现损伤和死亡，还会产生大量的自由基。因此，生病之后需补充营养素来恢复健康。

生病的过程中体温往往会升高一些，这是身体产能增多的一个表现。因此，生病之后就要大量补充产能营养物质，包括糖类、蛋白质和脂肪，其中糖类和蛋白质要多一些，脂肪适量就好。补充蛋白质可选择鱼、瘦肉、鸡蛋、牛奶等，脂肪尽量选择植物油。

清除生病过程中体内产生的自由基，要多补充硒、维生素A、维生素E和维生素C，也可以同时补充花青素等植物活性物质。这些营养素主要来源于猪肝、鸡蛋、胡萝卜、蘑菇以及葡萄等食物。

15. 卧床者宜选择什么食物

卧床者由于行动困难，排泄时会不太顺畅，因此，一定要注意预防便秘，多吃易消化的食物。

预防便秘要注意补充膳食纤维和水，富含膳食纤维的食物有大白菜、芥菜、菜心、生菜、香蕉、火龙果等。易消化的食物有粥、红薯、煮软的面条、馒头、马铃薯等，避免进食糯米、芋头、肥肉以及较坚硬的食物。

我们都有这样的经验，当我们早上睡醒之后，如果还继续赖床，赖床的时间越久，反而会变得越困乏。这就是久卧耗气的表现。对于因病或残疾而必须长期卧床的人来说，可以适当吃一些补气的中药，如人参、西洋参、黄芪、山药等。

16. 素食者要补铁和维生素B$_{12}$

随着健康观念渐渐深入人心，越来越多的人开始倾向于素食。然而，素食也要讲究方法才能获得健康。

与人体造血功能密切相关的营养素包括蛋白质、铁、维生素A、维生素E、维生素C、维生素B$_6$、维生素B$_{12}$和叶酸。其中，维生素B$_{12}$只存在于动物性食物中，铁虽然也存在于植物性食物（如黑芝麻、黑木耳、大豆等）中，但人体对植物性食物中铁元素的吸收率较低。因此，素食主义者容易缺乏这两种营养素而导致贫血。

素食主义者可以通过吃鸡蛋来补充这两种营养素。蛋黄中含有较多的铁和维生素B$_{12}$，而且未受精的鸡蛋没有生命，可供素食主义者食用。另外，植物性食物中缺乏胆固醇，而蛋黄中富含胆固醇，因此，素食主义者吃鸡蛋可谓是一举两得。

17. 肥胖者也可能缺乏营养素

> 说到肥胖，可能大部分人都会想起"营养过剩"这个词。其实，肥胖者未必就是所有营养素都过剩，可能还存在某些矿物质和维生素缺乏的情况。

肥胖者是由于从食物中摄入的能量大于身体消耗的能量，导致剩余的能量以脂肪的形式堆积在某些部位。脂肪在体内的分解代谢需要各种酶的催化作用才能发生。某些矿物质，如钙、镁、锌等直接参与构成某些酶或是某些酶的激活剂（即酶需要这些矿物质激活后才能起催化作用）。某些肥胖者就是因为体内缺乏这些维生素和矿物质。

因此，肥胖者也可能缺乏营养素，造成营养不良。这时，肥胖者就需通过食物补充、药物辅助等方式，增强自身对维生素、矿物质、氨基酸等营养素的摄入量，始终保持机体处于健康的状态。

18. 偏食者适当吃营养补充剂

> 世界上没有任意一种食物能满足儿童及成年人对全部营养素的需求，所以偏食的人容易出现营养不良。偏食者应尽快纠正偏食习惯，并通过适当吃一些营养补充剂来维持营养的平衡。

偏食的类型大致可以分为三种，每种偏食人群的营养补充剂方案如下：

（1）只喜欢吃肉食而不喜欢吃素食的偏食人群，需要多补充钙、镁、维生素C、维生素E。

（2）素食主义者容易缺乏铁、维生素B_{12}，可适当补充乳酸亚铁、铁加叶酸片或维生素B_{12}片。

（3）不吃某一类食物的偏食人群。如因为害怕长胖而拒绝吃脂肪的人，可能会缺乏必需脂肪酸，这类人群可以吃一些深海鱼油丸等营养补充剂。

19. 减肥不能不吃主食

> 目前社会上流传着各种各样的减肥方法，这些减肥方法对健康的影响还存在争议，但有一种观念对人体的危害却是毋庸置疑的，那就是"减肥不能吃含糖类的食物"。

糖类，所提供的能量占摄入总能量的55%~65%，而且我们的中枢神经（包括大脑）和成熟的红细胞只能依靠糖类来提供能量。这就是为什么不吃糖类的减肥人士常常会出现无精打采、注意力难以集中、浑身无力等症状。

糖类虽然对肌肉塑造有重要作用，但同时糖类中也含有大量的热量。饮食上控制体重的原则是控制总能量的摄入，可以减少糖类但是不能没有，不然整天都会没状态、工作效率低。所以，减肥不能不吃米饭、馒头、面条等主食。不过可以用糖类产能较低的食物，如红薯、玉米、土豆等代替。

20. 夏至节气的饮食

> 每年的夏至从公历6月21日（或22日）开始，至7月7日（或8日）结束。夏至这天，太阳直射地面的位置到达一年的最北端，北半球的白昼达到最长，且越往北白昼越长。

夏至这天，不同地区有不同习俗。无锡人早晨吃麦粥，中午吃馄饨，取混沌和合之意。在中国西北地区如陕西，此日食粽，农家擀面为薄饼，烤熟，夹以青菜、豆荚、豆腐及腊肉，祭祖后食用或赠送亲友。有些地区会用苋菜和葫芦做菜，俗话说"吃了苋菜，不会发痧，吃了葫芦，腿里就有力气"。

21.清热消暑的食材

> 六月是夏季最热的月份，这个时候要多吃清热消暑的食材，但尽量要少吃冰冻食物。

❀ 苦瓜

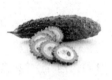

苦瓜性凉、味苦，含有较多的苦瓜皂苷，可刺激胰岛素释放，有非常明显的降血糖作用。苦瓜中维生素B_1、维生素C和多种矿物质的含量也比较丰富，具有调节血脂、提高机体免疫力的作用，又有"植物胰岛素"的美称。

❀ 芹菜

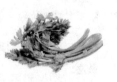

中医认为芹菜性凉。芹菜含有丰富的维生素和矿物质，能增强胃肠蠕动，有很好的通便作用，能帮助排出肠中多余的脂肪。国外已有研究证实，经常食用芹菜的人，体内胆固醇的含量会显著下降，而且还有明显的降低血压效果。

❀ 黄瓜

黄瓜既可当蔬菜吃，又可当水果吃，清脆可口，含水量高达97%，老少皆宜，吃法多样，是夏季餐桌上常见的一道"时令菜"。黄瓜还含有丙醇二酸，具有控制体重的功效，也是常见的减肥食物之一。

❀ 丝瓜

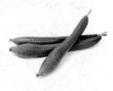

丝瓜常受老年人的青睐，清炒丝瓜或丝瓜炒毛豆是他们非常喜欢的一道"夏季清凉菜"。丝瓜除清热解毒外，还具有通络、化瘀、散结之功效，尤其适合中老年女性食用，常吃丝瓜可预防增生性乳腺疾病。

特别提醒：对于老年人来说，合理的饮食对健康长寿有积极的促进作用，一定要注重均衡营养，并且要根据自己的身体情况选择合适的食材。

22. 夏季养心药膳

中医食疗学认为，苦味食物和红色食物入心。莲子味甘、涩；红米颜色为红色。两者一起做成莲子红米羹，具有养心安神的功效。

莲子红米羹

功效： 此汤具有益心脾、补气血的功效，对虚劳羸弱、惊悸等病症有食疗作用。

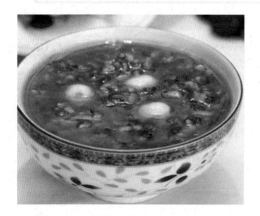

材料：莲子40克，红米80克，红糖10克。

做法：

1.红米泡发洗净，莲子去心洗干净。
2.锅置火上，倒入清水，放入红米、莲子煮至开花。
3.加入红糖同煮至浓稠即可。

小贴士

宜选购米粒细长、颗粒饱满均匀的红米。

养心安神茶

功效： 本品具有养心安神的功效，对头痛头昏、神经衰弱等病症有食疗作用。

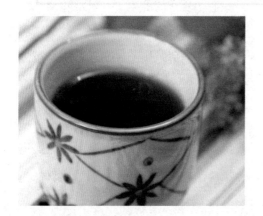

材料：五味子、刘寄奴各适量。

做法：

1.将五味子、刘寄奴洗净后放进杯内。
2.往杯子内加入适量沸水。
3.冲泡15分钟，静置放凉后即可饮用。

小贴士

因刘寄奴有活血化瘀的作用，所以气血虚弱且无血瘀者慎服；孕妇忌服，否则易导致流产。

23.六月应季食材

> 六月是一年中天气最热的时候，也是各种蔬菜水果上市的旺季，夏季的水果酸甜可口，大部分都具有清热解暑的效果。

❀ 西瓜

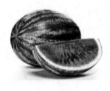

西瓜有清热解暑、解烦渴、利小便、解酒毒等功效。西瓜生食能解渴生津，解暑热烦躁，有"天然白虎汤"之称。中国民间谚语云："夏日吃西瓜，药物不用抓。"

❀ 火龙果

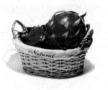

火龙果是一种低能量的水果，富含水溶性膳食纤维和维生素C，具有减肥、降低胆固醇、预防便秘、预防大肠癌等功效。

❀ 苦瓜

苦瓜含有一种具有抗氧化作用的物质，这种物质可以强化毛细血管，促进血液循环，预防动脉粥样硬化，具有清凉解渴、清热解毒、益肾利尿的作用。苦瓜中还含有多种维生素和矿物质，含有清脂、减肥的特效成分，可以加速排毒。

❀ 茄子

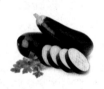

茄子属于茄科家族中的一员，是为数不多的紫色蔬菜之一，也是餐桌上十分常见的家常蔬菜。茄子属于寒凉性质的食物，所以夏天食用有助于清热解暑，对于容易长痱子、生疮疖的人，尤为适宜。消化不良、容易腹泻的人，则不宜多食。

❀ 芹菜

芹菜富含蛋白质、糖类、胡萝卜素、B族维生素、钙、磷、铁、钠等，具有平肝清热、祛风利湿、除烦消肿、凉血止血、润肺止咳、降低血压、健脑镇静的功效。

Part 07
七月：烹制食物
有方法

七月是一年中阳气最盛之时，

这时不但需守护阳气，还要防止中暑。

老年人的饮食应以清淡为佳，

同时还需注意补水。

另外，老年人还需注意饮食的烹制，

只有掌握了正确的烹饪方法，

才能在以后的生活当中烹饪出更加健康、

更加鲜美的美食。

1. 健康的烹调、加工方法

> 相对于在外面餐馆吃饭，自己做饭不但更卫生，还可以保证营养的质量。但是怎样烹调才是健康的方式呢？尤其是对患有慢性病的中老年人来说，烹调的方式是否得当对健康的影响很大。

首先要选择低温烹调的方式。低温烹调方式包括蒸、煮、焖等，而爆炒、煎、炸、烤等方式属于高温烹调方式。高温烹调有三个比较大的缺点：一是用油较多；二是高温条件下，食物的营养损失较多；三是容易产生致癌物。

其次要少油、少盐、少味精。为了预防肥胖症、高脂血症、高血压等慢性病，应当提倡清淡饮食，这对中老年人来说尤为重要。

2. 中国菜很油腻吗

> 中国菜有很多的菜系，包括湘菜、川菜、粤菜、闽菜、鲁菜等，每种菜系都有各自的味道，但是有一个共同的特点就是都比较油腻。

中国有句俗语叫作"油多不会坏菜"，意思是油放多了菜的味道不会变差。中国人炒菜，总觉得油放得越多越好。水煮肉片、鱼香茄子、豉油鸡……不论哪道菜，都是油光光的，甚至干脆泡在油里。吃得太过油腻，会损害身体脏器。

做菜用油的要点：一是要选择好油，尽量选择植物油，尤其是富含单不饱和脂肪酸的橄榄油、茶籽油、菜籽油等；二是要适量，过多和过少都不好，吃得太多，容易营养过剩而导致肥胖，用油太少会导致菜不好吃，吃完易饥饿。

3. 清蒸食材好清爽

> 清蒸是一种常用的低温烹调方法，在粤菜中比较常见。清蒸食材的几大特点是口感清爽、味道鲜美、营养保留较好以及容易消化吸收。

以肉类烹调为例，如果是用煎炒或油炸的方法烹调，肯定要往锅中倒入较多的烹调用油，不然容易粘锅和烧焦。清蒸肉类则可以少放一些食用油，因为肉类清蒸的过程中自身会溶出较多的油脂，这就是清蒸的烹调方法比较清淡的原因。

清蒸的烹调方式还能更好地保存食物的质感和所含的营养物质，而其他烹调方式则对食物的质感有较大的改变，对营养物质的破坏也较为严重。如煎炸的方式可以让食物变脆，但食物中的很多营养物质尤其是维生素很容易被分解和破坏。水煮的方式会让食物变软烂，使营养物质容易溶解在汤里面。

4. 凉拌拌出健康来

> 随着人们健康意识的提高，人们越来越喜欢吃生的食物，尤其是凉拌的蔬菜和水果。因为食物经烹调之后多少都会有营养的损失，所以能生吃的食物尽量生吃。

凉拌不仅仅能更好地保留食材中的营养物质，尤其是维生素，而且凉拌食物的口感和风味别具一格，所以受到很多人的欢迎。

凉拌菜营养较丰富，含有较多的膳食纤维，选用的食材一般都是蔬菜或水果，还会用一些豆制品（如千张、豆豉、腐竹等），具有预防便秘、减肥瘦身的功效。凉拌菜一般都会用到醋，这样可以增强食欲。

5. 煎炸油脂低不了

> 煎炸的烹调加工方法最大的特点是油脂含量较高，还容易产生致癌物，所以对容易罹患慢性疾病的中老年人来说一定要少吃煎炸食物。

煎炸作为一种基本的食品加工手段可追溯到公元前1600年，这种古老的烹饪方法是以油脂作为传热介质使食物从表面到内部的热脱水和煮制相结合的过程，它被广泛应用于食品的工厂化生产和家庭烹饪。用于煎、炸食品的食用油统称为煎炸油。

几乎所有品种的油脂都已经或可以用于煎炸，包括植物油、氢化植物油、动物油(牛油和猪油)、动植物油混合油以及人造奶油或起酥油。在世界上多数国家，尤其是我国，煎炸被广泛用于食品行业，煎炸食品因其独特的口感和诱人的风味而倍受广大消费者的喜欢，近年来其品种及食用量均有明显增加。

6. 小暑节气的饮食

> 小暑是二十四节气中的第11个节气。每年公历7月7日或8日，太阳到达黄经105°时为小暑。暑，表示炎热的意思，小暑为小热，意指天气开始炎热，但还没到最热，全国大部分地区基本符合这一特点。

民间度过伏天的办法，就是吃清凉消暑的食品。俗话说"头伏饺子二伏面，三伏烙饼摊鸡蛋"。这种吃法就是为了使身体多出汗，排出体内的各种毒素。

天气热的时候要喝粥，用荷叶、土茯苓、扁豆、薏米、猪苓、木棉花等材料煲成的消暑汤或粥，或甜或咸，非常适合此节气食用。多吃水果也有益防暑，但是不要食用过量，以免增加肠胃负担，严重者甚至会造成腹泻。

7. 怎样炒好家常小菜

> 家常小菜想必大家都会做，但是要做到色香味俱全，想必是有点困难的，每个人的做法不同味道自然不一样。

用盐洗菜。清洗青菜时，在清水里撒一些盐，洗得更干净。

按顺序洗切蔬菜，防营养流失。蔬菜要先洗后切，不要切碎了再洗。这样营养素不会流失太多。

开水点菜。炒青菜时，应用开水点菜，这样炒出的菜，质嫩色佳。

炒菜巧下盐。用啤酒瓶盖大小的勺子下盐，这样更好控制用盐量。

放醋的讲究。凡需要加醋的热菜，应在起锅前将醋沿锅边淋入。

8. 烧好青菜的秘诀

> 青菜味道鲜嫩，富含维生素、叶绿素、微量元素以及能促进肠蠕动的纤维素，当然，还含有丰富的水分。那我们该怎么烧好一道青菜呢？

炒青菜的火候，基本以旺火快炒为主，记得是快炒。

炒青菜的油量，稍微比平常烹饪多一些。

出菜时，要在盘子中央留出空间，这样青菜才不会因温度过高而变色。

炒菜时，放盐最关键！水分较多的菜如大白菜，一定要炒到八成熟的时候再放盐。

9. 蒸菜的要点是什么

> 我们在做蒸菜时，只需要掌握以下4个诀窍，就可以使你的生活蒸蒸日上。

（1）待水开时再放入食材，蒸时要隔水蒸。

（2）蒸菜时，锅内必须一直要保持水量，水太少的话，蒸气量就会减少。只要水量不够就立刻加水，一定要加热水，这样温度才不会下降。

（3）蒸的时间和火候要因材而异。大部分材料要用大火蒸，如鱼、虾、肉。但是也有一些材料要改用小火蒸，如蒸蛋。比较容易熟的食材不要蒸太久，不然会太软烂而导致口感变差，而比较难熟的食材则要尽量蒸久一些。

（4）蒸菜时应尽量不要在中途打开锅盖，以免影响菜的口感和味道。

10. 油炸食物应注意什么

> 我们在油炸食物时，只要掌握以下几个窍门，就可以使食物变得美味又营养。

（1）油量一定要能浸过食材、不要使用平底锅、一次不能放进太多食物。

（2）油温要固定。油炸时先用大火定型，再转小火慢炸。

（3）不同食材所需的油温不同。低温适合肉类，中温适合所有食材，高温适合复炸的食材。

11. 烹调时哪些维生素易丢失

> 烹调过程中维生素的丢失问题是很常见的，温度越高、烹调的时间越长，营养物质就越容易丢失。烹调时容易丢失的维生素包括以下3种。

（1）B族维生素。B族维生素包括维生素B_1、维生素B_2、维生素B_6、维生素B_{12}、烟酸和叶酸等，其中除了烟酸比较耐高温和酸碱外，其他B族维生素都容易在高温或酸、碱性环境中被破坏。

（2）维生素C。维生素C容易被氧化，所以保存比较久的蔬菜和水果里的维生素C容易被空气中的氧气氧化而损失。维生素C也不耐高温，在碱性环境中容易被分解，因此，烹调蔬菜时不宜加苏打粉。但在酸性环境中维生素C比较稳定，所以，炒蔬菜时加醋可以有效保留维生素C。

（3）维生素E。维生素E在高温（如油炸、爆炒）时容易被氧化，在碱性环境中也易被分解。

12. 烹调时注意盐的用量

> 日常生活中要学会正确地"减盐"。为了身体的健康，应该养成少吃盐的生活习惯。营养学家和医学专家认为，用盐多少直接关系到人们的身体健康。

我国居民食盐的摄入，主要来自烹调用盐，故日常饮食中用盐要"定量化"，如使用"定量化"的专用小匙。每人每天盐的摄入量应严格控制在2～5克，即约1小匙。另外，3毫升酱油相当于1克盐。

13. 食材烹调前焯烫好处多

所谓焯烫，就是把经过初步加工的原料，放在开水锅中加热至半熟或刚熟的状态，随即取出以备进一步切配成形或烹调菜肴之用。

需要焯烫的原料比较广泛，大部分蔬菜及一些有血污或有腥膻气味的肉类原料，都应进行焯烫处理。它的作用有很多。

● 可使蔬菜色泽鲜艳、口味脆嫩，如青菜、芹菜、菠菜等绿叶菜类；可除去涩味、苦味或辛辣味，如笋、萝卜等。

● 可使禽、畜类原料中的血污排出，还可除去牛羊肉及内脏等的腥膻气味。

● 可缩短烹调时加热的时间。经过焯烫的原料，已成为半熟或已熟状态，进一步烹调时，加热时间就可大大缩短，这对于一些必须在极短的时间内迅速制成的菜肴尤为必要。

● 可以调整不同性质的原料的加热时间，使其在正式烹调时成熟时间一致。

14. 勾芡可以减少营养损失

在菜肴接近成熟时，将调好的粉汁淋入锅内，使卤汁稠浓，增加卤汁对原料的附着力，从而改善菜肴的色泽和味道。

勾芡能增加菜肴汤汁的黏性和浓度，保持了菜肴香脆、滑嫩的状态。

勾芡使汤菜融和，主料突出，使菜肴形状美观，色泽鲜明。

勾芡还能起到保温作用，减少了菜肴内部热量的散发，较好地保持菜肴的温度。

15. 适合中老年人的烹调方法

> 烹调方法有很多，但最适合中老年人的要数蒸、煮、煲、炖等低温烹调方式。

专家建议尽量采取低温蒸煮方法烹饪食物，因为低温烹调的营养更容易吸收。如水煮蛋的营养和消化率为98.5%，而煎蛋的消化率为81%。因此，专家认为吃鸡蛋以蒸煮为最好。

科学研究证实，食物的烹饪温度越高，产生的致癌物质越多，越难被人体消化吸收和代谢。而低温烹饪方法，如蒸、煮、炖等最益于人体健康。因此，应大力提倡使用蒸煮方法来烹饪食物，特别是料理儿童、老人和体弱者饮食时。

16. 哪些食物可以生吃

> 我们生活中有很多食物，不用经过任何烹调方法，味道就很鲜美，那么哪些食物可以生吃呢？

西红柿： 西红柿中维生素A较丰富，维生素A对视力保护及皮肤晒后修复有好处。

柿子椒或尖椒： 辣椒是所有蔬菜中维生素C含量最丰富的食物。维生素C可提高人体免疫力，帮助抵御各种疾病。

黄瓜： 黄瓜富含维生素C、B族维生素及许多微量矿物质，生吃口感清脆爽口。从营养学角度出发，黄瓜皮所含营养素较丰富，应当保留生吃。

17. 一定要煮熟才能吃的食物

中西方饮食差异，这是我们所知道的。西方饮食观念是食物生吃才营养，因此，无论是蔬菜还是肉类大多数都直接拿来生吃。不可否认，有些食物生吃是比煮熟后更加有营养并且美味，但并不是所有的食物都是可以生吃的，有些食物生吃很容易引起食物中毒。

❀ 忌生吃蜂蜜

很多人都不知道蜂蜜也有生熟之分，在蜜蜂酿制蜂蜜过程中，常常采集一些有毒的花粉，这些有毒的花粉酿进蜂蜜以后，人吃了生蜜就容易引发中毒。另外，蜂蜜在收获、运输、保管的过程中，很容易被细菌污染。因此，生蜂蜜不可食用。

❀ 忌生吃新鲜木耳

新鲜木耳含叶林类光感物质，生吃新鲜木耳后，可引起日光性皮炎，严重者会出现皮肤瘙痒、水肿和疼痛。所以吃木耳时一定要特别的注意。

❀ 忌生吃豆浆

豆浆的营养价值一直都可与牛奶媲美，豆浆不仅味美可口，更有着美容祛斑的功效。但豆浆中含有一些有害成分，如抗胰蛋白酶、酚类化合物和皂素等物质，如果不把豆浆完全煮沸，饮用过后有可能出现全身中毒。

❀ 忌生吃鲜黄花菜

鲜黄花菜中含有一种"秋水仙碱"的物质，它本身无毒，但经过肠胃的吸收，在体内氧化为"二秋水仙碱"，则具有较大的毒性，食用3~20毫克就可致死。

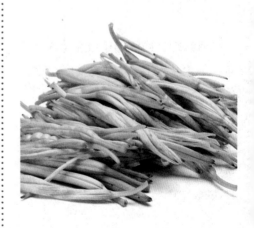

18. 大部分食物都不宜久煮

> 我们知道，食物煮的时间太久，其中的营养物质尤其是维生素会被分解而损失掉，蛋白质会变性，糖类则会变得更加软烂，脂肪可能会发生氧化，温度较高的话还会产生致癌物。

肉类食物可以适当煮久一些，尤其是畜肉和禽肉，对中老年人而言，软烂的肉有利于消化吸收。但是鱼类因为熟得比较快，不宜煮太久，不然口感会变很差。

有些可以生吃的蔬菜，如白菜、生菜、包菜等叶菜类不宜久煮，叶菜类蔬菜炒太久的话不但口感变差，B

族维生素和维生素C会损失殆尽。所以，叶菜类的烹调只要断生即可。而根茎类蔬菜（如土豆、莴笋、萝卜等）比较难熟，可以久煮一些。

除了根茎类蔬菜、较难熟的肉类、豆类等食物，大部分食物只要烹熟即可。

19. 高温烹调易产生有害物质

> 经调查研究发现，高温烹调，不仅会导致脂肪易产生自由基，而且还会形成苯并芘类多环芳烃致癌物以及多种氧化聚合有毒物质，对人体健康有极大危害。

烧烤： 烧、烤时都会使食物中的脂肪溢出，这些脂肪加热过度，可能使食物烧焦而产生苯并芘等致癌物。

烘焙： 不少食物在加工过程中，若时间和温度掌握不当就会把食物焙

焦而产生苯并芘等致癌物。

煎和炸： 油脂中反复煎炸的食物渣可能产生致癌物苯并芘。

熏： 碳氢化合物在不完全燃烧时产生的浓烟中含有一定的致癌物。

20. 大暑节气的饮食

> 大暑是夏季的最后一个节气，在每年公历7月22～24日之间，太阳位于黄经120°。一般说来，大暑节气是我国南方一年中日照最多、气温最高的时期，也是雷阵雨最多的季节。

大暑节气的民俗主要体现在吃的方面，这一时节的民间饮食习俗大致分为两种：一种是吃凉性食物消暑。如粤东南地区流传着一句谚语"六月大暑吃仙草，活如神仙不会老"。另一种是吃热性食物。如福建莆田人要吃荔枝、羊肉和米糟来"过大暑"。湘中、湘北素有一种传统的进补方法，就是大暑吃童子鸡。湘东南还有在大暑吃姜的风俗，"冬吃萝卜夏吃姜，不需医生开药方"。

冬瓜白果姜粥

功效： 此粥具有利水消脂、润泽皮肤的功效，对改善皮肤粗糙、色斑有一定效果。

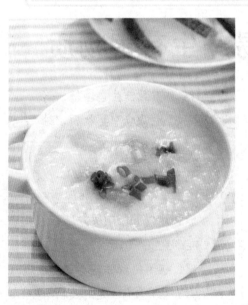

材料： 白果20克，大米100克，冬瓜25克，高汤半碗，盐2克，胡椒粉3克，姜末、葱各少许。

做法：

① 白果去壳、皮，洗净；冬瓜去皮洗净，切块；大米洗净，泡发；葱洗净，切葱花。

② 锅置火上，注入水后，放入大米、白果，用旺火煮至米粒完全开花。

③ 放入冬瓜、姜末，倒入高汤，改用小火煮至粥成，调入盐、胡椒粉拌匀，最后撒上葱花即可。

21.烹调时怎样留住食物的营养

烹调时，最好现切现烹，这样能减少营养素的氧化损失。尽量用旺火急炒的方法，这样能缩短菜肴烹制的时间，从而降低营养素的损失率。忌用碱，碱会破坏蛋白质、维生素等多种营养素。

烹调时，注意盖好锅盖，防止溶于水的维生素随蒸气跑掉。尽量少腌少熏，腌的时间长短同营养素损失大小成正比，时间越长，B族维生素和维生素C损失越大。尽量不要把菜煮得太烂，煮到菜变软便可以了。切菜时不要切得太细。洗菜时尽量保留老叶，由于生长期长、接受光照时间长，老叶中养分积累得多。最好连皮一起吃。蔬菜先切后洗和洗后再切营养价值差别很大。

22.有些食物无须密封储存

在大部分人的印象中，所有的食物都应当密封保存。其实不是这样的，如果是生的食物，因为细胞需要呼吸，所以不能密封。而熟的食物（尤其是水分较少的食物）则要密封保存，防止受潮和氧化。

不宜密封保存的食物包括：

所有还未烹调的蔬菜，如白菜、生菜、荠菜、番茄、土豆、豆角、芥菜、包菜、茭白、竹笋、冬瓜、丝瓜、扁豆等。

新鲜水果，如橘子、橙子、柠檬、西瓜、香瓜、苹果、香蕉等。

未烹调的菌菇类食物，如新鲜香菇、新鲜木耳等。

新鲜蛋类，如鸡蛋、鸭蛋、鹅蛋、鹌鹑蛋等。

23.常用的食物储存方法

> 食物储存的温度不当，会导致细菌滋生，引发食物中毒，夏季更要特别注意。

一般情况下蔬菜的适宜储藏温度在0～10℃。而土豆、胡萝卜、洋葱、白萝卜之类保存的时间会长一些，当然最好还是放进冰箱，如果不方便，也可以放在家里阴凉通风的地方。

大部分水果需要放入冰箱的冷藏室。如果放在室温下，草莓和葡萄等能保存一两天，苹果、柑橘等能保存一周以上。而一些热带水果，比如香蕉、芒果等不用放入冰箱冷藏。

鱼类和生肉存放时要事先包装成一次能吃完的数量，再放入冷冻室。海鲜类和畜禽肉类最好尽量隔离，不要零散着放在一起。

米、面粉、豆类等生的主食都可常温保存在干燥处。大米最好定期通风散热，面粉和豆子都要密封。

已经烹调好的熟食，按照食物品种的不同，储存条件也有差异。米饭、馒头、面包等主食，如果只是短时间储存，可以放进冰箱冷藏室。做熟的肉食，如肉松类、肉干类和肉脯类，常温保存即可；酱卤类肉制品，需要全程4℃以下冷藏。

蔬菜做好后尽量不要留到下一顿。如果一次吃不完，又不舍得丢弃，应该在出锅时分留出一部分，直接放入冰箱冷藏室保存，可以存放一天。

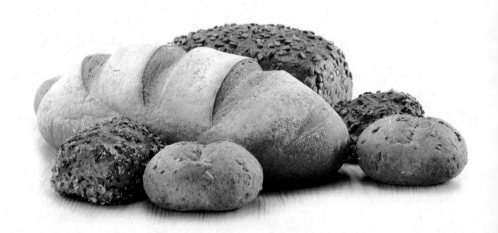

24. 哪些营养素储存时易丢失

食物的储存方法不对，会对食物营养产生破坏与影响。冰箱冷冻会破坏50%左右的水溶性维生素和25%左右的脂溶性维生素。

新鲜肉类、蔬菜和水果中的水溶性维生素很容易在储存中损失过半。冰箱保鲜的损失会小一些。

罐瓶封装会损失70%～80%的维生素。脱水干燥会损失50%左右的维生素C，以及部分维生素A。

谷类的储存对营养和食品安全的影响比较大。以玉米为例，引起玉米发热、霉变的主要原因是入库水分高，或在储藏过程受外界因素的影响使局部水分增加，当温度升高到一定程度时，附着于粮粒上的微生物即开始繁殖和生长。

25. 食物吃不完要密封放冰箱

生活中我们经常将食物拆封了，一时没吃完，又舍不得扔掉。这时，可以先将它密封装好，然后放冰箱冷藏，这样可以保存2～3天。

将食物放入冰箱冷藏能够保存一段时间。主要是因为冰箱内温度低，抑制了细菌和真菌繁殖生长速度。但是不能久放，细菌逐天生长，少则对人体影响小可忽略，多则影响巨大。肉类较蔬菜类变质速度慢。冰箱的低温效果可以很好地保持食物的新鲜，不容易腐烂。但一些容易腐坏的食物不建议长时间放冰箱。

密封的方法可用塑料袋，将未吃完的食物装进去再把口子扎紧，然后放入冰箱冷藏。也可以用一个密封的罐子或瓶子将食物装好，然后盖好盖子放入冰箱冷藏。需要注意的是，这些剩余的食物要在3天内吃完。

老年人
的营养宝典
365

26.长夏养脾药膳

中医认为，夏季乃万物生长之季节，脾属土，土能生万物。所以，夏季养生以养脾土为主，可祛湿邪、除热邪。

山药鸡内金鳝鱼汤

功效： 此汤具有补脾健胃、滋补肝肾的功效，对食积胀满、脾虚等有食疗作用。

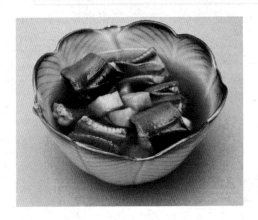

材料：山药150克，鸡内金10克，鳝鱼1条，生姜、盐各适量。

做法：

1.鸡内金洗净；山药洗净，切小块；生姜洗净，切片。

2.把鳝鱼刮洗干净，汆一会儿，刮去黏液，切长段。

3.将山药、鸡内金、鳝鱼、姜片放入砂煲内，加适量清水，煮沸后改用小火煲1~2小时，加盐调味即可。

车前草猪肚汤

功效： 本品具有利水通淋、健脾祛湿的功效，但肾虚尿频者及孕妇慎用。

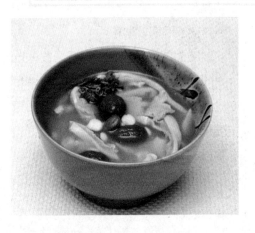

材料：鲜车前草150克，薏米30克，南北杏10克，红豆30克，猪肚2只，猪瘦肉250克，蜜枣3枚，盐5克，淀粉适量。

做法：

1.将猪肚清洗干净，汆烫，切块；猪瘦肉洗净切块；用清水分别洗净鲜车前草、薏米、红豆、南北杏。

2.将上述所有材料放入瓦锅内，用小火煲2小时，加盐调味即可。

27. 七月应季食物

> 七月正当夏，天气炎热，很多人都会食欲下降，这时候吃些香甜多汁的水果最好不过了。俗话说：水果吃当季。那么七月吃什么水果最适宜养生呢？

❀ 杨桃

杨桃是养颜美容的圣品，有润肤的作用。它是含钾量最高的水果之一，利尿的效果非常好，还可以帮助身体将酒精排出体外，因此，解酒的效果非常好。

❀ 圣女果

圣女果，学名樱桃番茄，是一种非常好的保健营养食品，口味香甜鲜美，风味独特，它既是蔬菜又是水果，除了含有番茄的所有营养成分之外，其维生素含量更达到普通番茄的1.8倍。被联合国粮农组织列为优先推广的"四大水果"之一。

❀ 香瓜

香瓜，又名甜瓜。果肉绿、白、赤红或橙黄色，肉质脆或绵软，味香而甜。香瓜含大量糖类及柠檬酸等，且水分充沛，可消暑清热、生津解渴、除烦；香瓜还可止渴清燥，消除口臭。

❀ 油梨

油梨又称牛油果、鳄梨，是一种营养价值很高的水果，含多种维生素、丰富的脂肪酸和蛋白质，钠、钾、镁、钙等含量也高，营养价值与奶油相当，有"森林奶油"的美誉，除作生果食用外也可作菜肴和罐头。

❀ 番石榴

番石榴营养丰富，含有丰富的维生素和铁，在台湾算是土生水果之一，在台湾属于一等一的减肥水果，是市场上能见到的很好的减肥水果，也可以预防高血压、肥胖症，还可以排毒促进消化。

Part 08
八月：吃对食物
不生病

八月之时，阳气渐收，阴气渐盛，

人体代谢也出现阳消阴长的特征，

老年人既需防暑降温，又需注意保暖。

在饮食上，秋天主肺，

故而老年人应多食酸，少食辛，

可多食西红柿、辣椒、茄子、葡萄等食物，

这些食物既能助你补充营养，

同时还能让你远离疾病。

1.量身制定对症营养方案

> 评估一个人的营养状况，需要了解他的膳食情况和疾病史，进行身体检查和实验室检查，测定血液中营养素的水平，以及血红蛋白、甲状腺素和转铁蛋白水平等。

营养缺乏与很多疾病密切相关，如胃肠道出血可引起缺铁性贫血。人体任何系统都受营养失调的影响。例如癞皮病、脚气病、维生素B_6缺乏或过多、维生素B_{12}缺乏都会影响神经系统。缺锌影响味觉和嗅觉器官。高盐饮食可引起高血压。B族维生素缺乏会引起口腔溃疡和坏血病。缺碘会导致甲状腺肿大。维生素K、维生素A缺乏，容易发生出血、皮疹、皮肤干燥、水肿或脚气病。骨和关节受软骨病、骨质疏松症和坏血病影响。

2.营养调理的核心

> 中国文化博大精深，自古以来，人们在膳食保健文化方面颇有研究，深得其精。自《黄帝内经》以来的中医调治，有一个基本原则：清、调、补。

清：就是清除，减轻身体的负载。引申的意义是停止伤害身体的饮食起居方式，让身体负担更小，直至消失。比如血管里过多的自由基和毒素，以及它们组合起来形成痰湿、瘀血和经络淤阻等。

调：就是调理，就是让偏了的气血、阴阳调回来，比如肾阳虚、脾阳虚等。

补：补充缺失的。中医强调，要健康，就要气血足，通过食物濡养五脏，让脏腑气血充盈健康。

3.补足营养增强免疫力

人体免疫力的高低受多种因素的影响，其中营养因素起着十分重要的作用。与机体免疫功能关系密切的营养素有蛋白质、维生素A、维生素C、维生素E、铁、锌和硒等。

❀ 蛋白质

蛋白质是机体免疫功能的物质基础。补充蛋白质要多吃鱼、肉、蛋、奶和豆类食物。

❀ 维生素A

维生素A对机体免疫系统有重要的作用。富含维生素A的食物主要有动物肝脏。

❀ 维生素E

维生素E可以提高机体免疫功能，提高对感染的抵抗力。维生素E的食物来源主要是植物油、植物种子的胚芽、坚果、豆类和谷类。

❀ 维生素C

维生素C是人体免疫系统所必需的维生素，可以从多方面增强机体对抗感染的能力，维生素C缺乏会使免疫系统功能降低。新鲜的蔬菜、水果是维生素C丰富的食物来源。

❀ 铁

铁缺乏时容易引起贫血，降低抗感染能力。富含铁的食物有动物血、肝脏、大豆、黑木耳、芝麻酱。

❀ 锌

锌对人体多种生理功能起着重要作用，尤其对免疫系统的发育和正常免疫功能的维持有着不可忽视的作用。贝壳类海产品、红色肉类、动物内脏等是锌的良好食物来源。

❀ 硒

硒几乎存在于所有免疫细胞中，补硒可明显提高机体免疫力。

4. 如何调理肠胃病

> 很多人有慢性肠胃病，怎么吃药都吃不好，但如果用营养学的方法来调理则很简单。调理肠胃病常用的是益生菌和包菜汁。

益生菌是定植于人体肠、生殖系统内，能产生确切健康功效从而改善宿主微生态平衡、发挥有益作用的微生物的总称。人体、动物体内有益的细菌或真菌主要有乳酸菌、双歧杆菌、嗜酸乳杆菌等。营养调理中一般用的是各类微生物组成的复合活性益生菌。

包菜汁是调理肠胃病的特效营养品，将白色或紫色包菜切碎，放榨汁机里榨汁即可。包菜里含有大量的活性维生素U。维生素U具有杀菌消炎、促进消化道黏膜修复的作用，所以饮用后很快即可恢复。一般为3～5天，少数人需要7天时间。好转之后要想保持，需要补充蛋白质，以修复胃壁，避免复发。

5. 便秘如何解决

> 便秘是临床常见的复杂症状，并不是一种病。排便频率减少，一周内大便次数少于2次，粪便量少且干结时称为便秘。

便秘有三个主要特点，一是粪便比较干硬，二是粪便体积比较小，三是排出比较困难。造成以上这些特点的原因无非就是粪便缺乏水分，说明体内摄入的水分不够。体内缺水的时候，大肠会将粪便里的少量水分全部吸收，造成粪便干燥。另外，缺乏膳食纤维时粪便也会变硬、体积变小。膳食纤维主要存在于蔬菜、水果中，特别是叶菜类、香蕉、火龙果等食物中。所以，我们要尽量多吃以上食物，还要多喝水。

6.立秋节气的饮食

> 立秋，是二十四节气中的第十三个节气，也是秋季的第一个节气，时间在农历每年七月初一前后（公历8月7～9日之间）。"秋"就是指暑热去清凉来，意味着秋天的开始。

古代立秋之日，不论朝廷还是民间，在立秋收成之后，会挑选一个黄道吉日，一方面祭拜感谢上苍与祖先的庇佑，另一方面则尝试新收成的米谷，以表庆祝。

立秋后白天仍然炎热，但早晚寒气将渐盛，虚弱人群要避免寒气侵体。不同于长夏属湿，入秋后燥令当时，天气干燥，靠近暑天属"温燥"，靠近冬天属"凉燥"。温燥容易"动血"，不妨吃些滋润的食品，如银耳、百合、蜂蜜、核桃、芝麻、梨、荸荠、芦根等，既清热又润燥。

7.维生素E调理痔疮有奇效

> 痔疮是发生在肛肠的一种疾病，多是由于久坐、长期便秘等原因造成肛管静脉曲张的一种症状。病程较长的痔疮可能会出现出血的现象。

痔疮严重到一定程度以后，医生会建议做手术解决。但是，痔疮手术之后的恢复期会给病人带来很大的痛苦和不便，而且时间长了还容易复发。因此，可以说手术治疗也不能保证治本。

用营养学的方法调理痔疮则很简单，而且立竿见影。要用到的主要是维生素E，当然，配上蛋白粉和维生素C的话效果会更好。维生素E有促进瘢痕复原的效果，具体方法是口服1粒500IU的维生素E，加外涂1粒到痔疮患处。一般情况下，第二天就开始好转，一周之内症状消失。

8. 肝胆疾病如何调理

> 肝胆疾病是现代人常出现的疾病。除了病毒引起的病毒性肝炎（如甲肝、乙肝等）需要到医院医治外，其他肝胆疾病，如药物学肝炎、脂肪肝、肝硬化、酒精肝等都可以用营养学的方法调理。

肝脏是人体内最重要的代谢器官之一，我们吃进去的食物都要先经过肝脏的代谢才能被机体利用，体内的毒素也要经过肝脏的解毒才能排出体外。肝脏的正常代谢也离不开各种营养素充足而均衡的供应，其中比较重要的营养素是蛋白质、磷脂和B族维生素。蛋白质是修复干细胞和各种酶的主要成分；蛋白质和磷脂都参与脂肪的转运，可预防脂肪肝；B族维生素则是构成辅酶的成分，有利于酶的催化反应。

只有这些营养素供应充足，受损的干细胞才能得到修复，肝脏的所有代谢才能进行。

9. 如何预防心脑血管病

> 饮食上只要掌握几个技巧，就能减少或延缓很多心脑血管疾病的发生。

动物食品与饱和脂肪总是相伴而行。心脏病患者应尽量少吃肉类（特别是肥肉）食品及动物内脏等高脂肪、高胆固醇食物。脂肪摄入过多易导致肥胖症、高血脂，会增加患冠心病、脂肪肝等疾病的风险。

心脏病患者的一大共性是，很多人多年来饱和脂肪摄入过多，而蔬菜、水果摄入不足。新鲜果蔬及豆类富含多种维生素、微量元素、抗氧化剂和膳食纤维，有助于降低血压，保护心血管。

10. 降血压的健康良药

> 芹菜性甘、味凉，它可降低毛细血管的通透性，增加血管弹性，具有降血压、防止动脉粥样硬化和毛细血管破裂等功效。芹菜茎叶中含有芹菜苷、佛手苷内脂、挥发油等成分，有降压降脂的功效。

研究证明，芹菜对于原发性、妊娠性及更年期高血压均有疗效。芹菜叶的维生素含量更高，因此，芹菜叶建议不要丢，可以与芹菜茎一起榨成汁，每天早中晚饮服。如果胃肠功能不好，建议加入少许温水。

芹菜汁降压效果明显，且没有不良反应，但它通常对那些单纯性高血压的食疗效果比较好。那些本身并发有其他高危因素的患者，如糖尿病、心脑血管疾病、高血脂，要在医生的指导下综合治疗，千万不要仅仅依赖喝芹菜汁降压，以防病情加重。

11. 如何降血脂

> 高血脂是指血液中的三酰甘油或胆固醇浓度偏高的病理现象。血液中脂类的转运需要载脂蛋白。载脂蛋白主要由蛋白质、磷脂以及少量的胆固醇结合而成，而蛋白质和磷脂是容易缺乏的营养物质，所以，降血脂必须补充蛋白质和磷脂。

高蛋白质的食物，一类是奶、畜肉、禽肉、蛋类、鱼、虾等富含动物蛋白质的食物；另一类是豆类食物。由于动物性蛋白质所含氨基酸的种类和比例较符合人体需要，所以动物性蛋白质比植物性蛋白质营养价值高。

磷脂主要存在于蛋黄、大豆、动物肝脏等食物中，因此，补充磷脂要适当吃这些食物，尤其是大豆，不含胆固醇，可以多吃。

12. 吃碱性食物可预防痛风

> 每到夏季，患痛风病的人群便会增多，因为夏季人们爱吃海鲜，海鲜含嘌呤较高，多吃易引起血液中尿酸浓度攀升。因此，本身尿酸偏高的人群就更要注意，海鲜虽美味，却千万不可多吃。

医学专家指出，适当地享用海鲜有助于精神愉快和补充营养，但海鲜被证明是制造高尿酸的食物，所以日常应该多食用碱性食物进行中和，这样有利于降低患痛风的风险。

专家介绍，治疗痛风除了用药物治疗，还可采用饮食疗法。在饮食中要适当控制海鲜类食物的进食量，同时还要多吃碱性食物，如新鲜蔬菜、瓜果、海带、紫菜等。因为碱性食物可以减低、平衡血液中的尿酸浓度，从而缓解痛风症状。

13. 骨质疏松未必只是缺钙

> 人体骨骼主要由蛋白质和钙构成，其他还有少量的镁、锌、铜、铁等元素。若人体缺乏蛋白质、镁、维生素D、维生素K、维生素C等营养素，会造成骨质疏松。

若要给人体供给足够的蛋白质，可选用牛奶、鸡蛋、鱼、鸡、瘦肉、豆类及豆制品等。

维生素D可通过晒太阳来让皮肤自行合成，或适量食用动物肝脏、蛋黄等食物来补充。补充维生素C，应多吃新鲜蔬菜，苋菜、雪里蕻、香菜、小白菜等蔬菜中富含维生素C，还要多吃水果。维生素K主要存在于新鲜蔬菜水果以及肉类等食物中，因此来源比较广泛。粗粮、香蕉中含有较多的镁。鸡蛋、牛肉、牡蛎等食物中含有较多的锌。

14. 预防慢性支气管炎

> 慢性支气管炎是气管、支气管黏膜及其周围组织的慢性非特异性炎症。临床上以咳嗽、咳痰或伴有气喘等反复发作为主要症状，每年发病持续3个月，连续2年以上。早期症状轻微，病情呈缓慢发展，常并发阻塞性肺气肿，严重者常发生肺动脉高血压，甚至肺源性心脏病。

慢性支气管炎急性发作于冬季较多，寒冷空气可刺激腺体分泌黏液增加和纤毛运动减弱，削弱气道的防御功能。本病大多患者具有自主神经功能失调的现象，部分患者副交感神经功能亢进，气道反应性较正常人高。此外，老年人营养低下，维生素A、维生素C吸收不足等均可使气道黏膜血管通透性增加和上皮修复功能减退。

15. 贫血不仅仅是缺铁

> 与人体造血功能有直接关系的营养素是蛋白质、铁、维生素A、维生素E、维生素C、维生素B$_2$和叶酸等。

贫血，不是一个新名词，对于每个月都会"失血"一次的女性来说，贫血是稍不注意就会出现的现象。过分控制饮食，对肉类、鸡蛋和牛奶不敢沾，长期以青菜、萝卜之类素食为主，从而导致贫血。

症状：病人除有头晕、耳鸣、眼花、倦怠、头发干枯脱落等一般贫血症状外，还可伴发食欲不振、腹泻、口疮、舌炎等。

防治：营养不良性贫血的防治关键是调整膳食营养结构、科学进餐。早餐能摄取足够的高热量优质蛋白，如豆浆、鸡蛋、牛奶等；中餐能从菜肴中广泛摄取各种营养素；晚餐时，紫菜头、胡萝卜、柑橘、番茄等宜多吃一些。

16.改善营养预防过敏

过敏是因为人体的免疫系统低下造成的，跟人体的免疫力有直接关系的营养素包括蛋白质、锌、硒、维生素A、维生素E等。因此，提高人体的免疫力，要着重补充以上这几种营养素。

鸡蛋：鸡蛋中含有大量的优质蛋白，蛋黄中含有丰富的维生素A、锌、硒等矿物质。

牛肉：补锌增强免疫力。锌在饮食中非常重要，它可以促进白细胞的生长，进而帮助人体防范病毒、细菌等有害物质。即使是轻微缺锌，也会增加患传染病的风险。

鱼和贝类：补硒防病毒。英国专家研究指出，补充足够的硒可以增加免疫蛋白的数量，进而帮助清理体内的流感病毒。硒主要来源于牡蛎、龙虾、螃蟹和蛤蜊等海鲜类食品。

17.辅助调理精神疾病

使用药物是难以从根本上治疗精神疾病的，只会让患者对药物产生依赖性或让患者的思维更加混乱，对周围事物的感知力下降，正常反应变迟缓，语言能力减弱。

所以，我们看到的是绝大多数的精神病患者不是越治越轻，而是病情越来越重，越治越没信心。即使少数病人用药后表面上痊愈了，但这些人的行为举止、面部表情仍不太正常，更重要的是他们脆弱的心理没有得到改善，病情极易复发。

在药物治疗的基础上，补充营养素，缓解压力，稳定情绪，精神疾病是能够有效得到调理或者治愈的。

18. 处暑节气的饮食

> 每年的8月23日前后（8月22～24日），太阳到达黄经150°时是二十四节气的处暑。处暑是反映气温变化的一个节气，"处"含有躲藏、终止意思，"处暑"表示炎热的暑天结束了。

处暑节气前后的民俗多与祭祖及迎秋有关。处暑的饮食风俗主要是吃鸭子，老鸭味甘、性凉，做法也五花八门，有白切鸭、柠檬鸭、子姜鸭、烤鸭、荷叶鸭、核桃鸭等。

经过一个夏天的"煎熬"，很多人脾胃功能相对较弱，因此，饮食上别吃口味太重的食物，也不要暴饮暴食。比较适合健脾胃的食物有薏米、莲子、扁豆等。另外，常食沙参、玉竹、莲子粥、百合等清凉补食，既能防热，还能益气。

19. 喝碱性水可预防尿路结石

> 尿路结石是最常见的泌尿外科疾病之一，男女比例约为3：1。近30多年来，我国尿路（肾、输尿管）结石发病率明显提高。

改变生活习惯可以预防和减少结石的生长或发病。

肾结石有若干种类，一旦医师确诊为结石，根据不同类型下列方法有助于减少复发的机会。

多碱性水。不论你所患的结石属于哪一类，最重要的预防之道是提高水分的摄取量。水能稀释尿液，并防止高浓度的盐类及矿物质聚积成结石。合适的饮水量是达到一天排2升的尿液。

有关调查显示，大约有60%的结石都属于草酸钙结石。因此，应限量摄取富含草酸的食物，包括甜菜、芹菜、青椒、香菜、菠菜、草莓及甘蓝科的蔬菜。

20.改变发质需补充的营养素

> 头发的主要成分是角蛋白，此外还含有较多的铁、锌、铜等矿物质元素。当人体缺乏这些营养素时，就会造成头发的营养不良，从而引起脱发、头发变白等病症。

B族维生素是细胞代谢中需要的重要营养素，主要参与构成辅酶。当人体缺乏B族维生素时，就会使脂肪的代谢能力下降，皮肤的皮脂分泌会增加，导致皮肤看起来油腻不堪。过多的皮脂容易堵塞毛孔，毛孔滋生细菌产生毒素，毒素又会毒害毛囊，造成毛囊受损。毛囊受损之后，发根就变得不稳定，从而导致脱发，这就是脂溢性脱发的原理。

皮脂过度分泌也与内分泌不正常有关，主要是因为雄性激素分泌增加。而锌对调节激素的分泌有重要作用。因此，缺锌容易导致痤疮、脱发等皮脂分泌过多的皮肤病症。

21.七夕节的饮食

> 农历七月初七是七夕节，又名乞巧节、七巧节或七姐诞，起源于中国，是华人地区以及东亚各国的传统节日，该节日来自于牛郎与织女的传说。

唐代诗人林杰的诗《乞巧》说："七夕今宵看碧霄，牵牛织女渡河桥，家家乞巧望秋月，穿尽红丝几万条。"

七夕的应节食品中以巧果最为出名。巧果又名"乞巧果子"，款式极多。主要的材料是油面糖蜜。《东京梦华录》中之为"笑厌儿""果食花样"，图样则有捺香、方胜等。宋朝时，街市上已有七夕巧果出售。

22.男科病需补充的营养素

> 大部分男科疾病（外伤除外）都有一个很重要的原因，那就是营养的缺乏。人体的各种营养素中，有很多是跟人体的生殖系统有直接关系的，对人体生殖器官的发育和生殖功能的维持有重要的作用。

如男性精液中含有丰富的各种酶类、氨基酸和矿物质锌，如果日常饮食中缺乏蛋白质和矿物质锌，精子的活力会降低，就会造成精液的质量下降。维生素E又称为"生育酚"，从名字也知道它是与人体生育功能有直接影响的重要营养素。维生素E缺乏时会出现睾丸萎缩和上皮细胞（男性的前列腺主要是由上皮组织构成的）变性，导致孕育异常。维生素A具有促进上皮细胞正常分化的作用，因此，前列腺的健康也需要有充足的维生素A维持。

23.益生菌可调理妇科疾病

> 据有关专家的多年研究，人体内包括女性妇科问题都和人体的酸碱平衡直接相关，pH值（酸碱度）一旦不平衡，人体的健康会很快出现问题。

对于妇科问题，治疗的根本是及时补充益生菌，以调节体内酸碱平衡，改善健康环境，增强免疫力，以安全、彻底的方式解决自身的病症。

乳酸菌对人体的作用是直接补充益生菌的数量。增加有益细菌的数量，可迅速恢复女性生殖系统平衡的菌群状态。也就是利用乳酸菌产生乳酸调节机体内pH值，改善益生菌群最佳的生存环境，使机体的酸碱水平达平衡状态。

24. 去除老年斑的推荐食物

老年斑呈褐黑色，由脂褐质色素构成，好发于老年人的面部、手背等平常裸露的皮肤上，人们习惯称之为"寿斑"，医学上则称为老年性色素斑（痣）。

营养学家认为，老年斑是由于体内自由基过多，细胞被氧化造成的，这是衰老的象征。因此，预防和治疗老年斑应当多吃抗氧化的营养素，包括矿物质硒、维生素A和维生素C等。

这些营养素主要存在于新鲜蔬菜水果、坚果中，因为老年人咀嚼功能较差，可以将蔬菜水果榨汁后再喝。此外，要补充优质蛋白，可以选择炖土鸡，还能补气补血。

25. 补抗氧化营养素预防癌症

当人体内部产生过多的自由基时，自由基的不稳定性会增加罹患癌症的风险，这时，我们可以通过补充下面4种营养素来预防癌症，使自身处于健康、安全的状态。

维生素A：血液中高水平的维生素A可以降低癌症发生的风险，含量丰富的食物主要有动物肝脏、胡萝卜、油菜、芒果等深色蔬菜水果。

维生素C：维生素C是一种抗氧化剂，它可以阻止一些致癌物质的合成。维生素C主要存在于新鲜的蔬菜水果中，如辣椒、鲜枣、草莓等。

维生素E：维生素E具有一定的抗氧化作用。维生素E只能在植物中合成，主要存在于未精炼的玉米油、葵花籽、花生、芝麻、豆类等食物中。

硒：硒是公认的抗癌元素，硒的摄入量与肝癌发生风险有很强的关系，因此不可摄入过多，具体摄取量需根据个人情况而定。

26. 八月应季食物

> 夏季是很多蔬菜、水果成熟的季节，八月最为炎热，这时吃什么适合呢？下面5种食物中含有大量的不同种类的维生素，食用后能将这些营养素补充到人体当中，这些营养元素能够起到预防疾病的效果，

❀ 桃

桃子营养丰富，钾含量较高，对缓解水肿和高血压症状都有好处。桃子被称为"肺之果"，可以生津解渴，润肠润燥，非常适合秋天食用。挑选桃子要选择颜色深红，且光洁度好的。如果存放时间在3天之内，可以选择软桃子，其口感更甜。

❀ 无花果

在众多水果中，无花果无疑是最难得的一种，除了鲜果季非常短之外(一般北方地区七八月份才能吃到)，还有一个重要原因，就是目前许多研究指出，无花果可能在抗肿瘤、增强免疫力等方面具有明显的作用。无花果是"长在树上的糖包"，糖含量丰富，含有18种氨基酸及多种维生素和矿物质，特别是富含黄酮、多糖等对防治心血管疾病有利的生理活性物质。

❀ 菱角

菱角皮脆肉美，可蒸煮后剥壳食用，亦可熬粥食。菱角含有丰富的蛋白质、不饱和脂肪酸、多种维生素和微量元素。具有利尿、通乳、止渴、解酒毒的功效。

❀ 冬瓜

冬瓜含有丰富的蛋白质、糖类、维生素以及矿物质元素等营养成分。

❀ 辣椒

辣椒的果实因果皮含有辣椒素而有辣味，能增进食欲。辣椒中维生素C的含量在蔬菜中居第一位。原产墨西哥，明朝末年传入中国。

Part 09
九月：餐桌上的中药

"白露秋分夜，一夜冷一夜"，
是指九月之后，天气转凉，
老年人要注意保持锻炼，防止受寒。
在饮食上，一般的食材都具有药食两用的特性，
注意不同食材的药用效果，
选择适合自己的食材进行补充，
既能培本固原，还可以保持神志安宁，
使机体保持"阴平阳秘"的状态。

1. 中药有什么营养价值

中药是祖先留给我们的宝贵财富，它不仅可以在我们生病时调理身体，还可以在我们健康时滋养身体。也就是说，很多中药既可作为药材，也可以作为食材，有一定的营养价值。

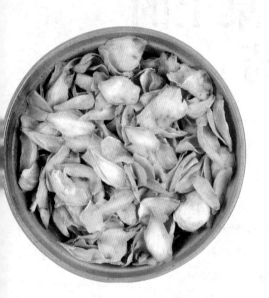

现在，有很多保健品的原料都取自于中药的提取物，如灵芝中的灵芝多糖、灵芝孢子粉，枸杞子中的枸杞多糖等。

可用于保健食品的药材名单：

人参、人参叶、人参果、三七、土茯苓、大蓟、女贞子、山茱萸、川牛膝、川贝母、川芎、马鹿胎、马鹿茸、马鹿骨、丹参、五加皮、五味子、升麻、天门冬、天麻、太子参、巴戟天、

木香、木贼、牛蒡子、牛蒡根、车前子、车前草、北沙参、平贝母、玄参、生地黄、生何首乌、白及、白术、白芍、白豆蔻、石决明、石斛（需提供可使用证明）、地骨皮、当归、竹茹、红花、红景天、西洋参、吴茱萸、怀牛膝、杜仲、杜仲叶、沙苑子、牡丹皮、芦荟、苍术、补骨脂、诃子、赤芍、远志、麦门冬、龟甲、佩兰、侧柏叶、制大黄、制何首乌、刺五加、刺玫果、泽兰、泽泻、玫瑰花、玫瑰茄、知母、罗布麻、苦丁茶、金荞麦、金樱子、青皮、厚朴、厚朴花、姜黄、枳壳、枳实、柏子仁、珍珠、绞股蓝、茜草、荜茇、韭菜子、首乌藤、香附、骨碎补、党参、桑白皮、桑枝、浙贝母、益母草、积雪草、淫羊藿、菟丝子、野菊花、银杏叶、黄芪、湖北贝母、番泻叶、蛤蚧、越橘、槐实、蒲黄、蒺藜、蜂胶、酸角、墨旱莲、熟大黄、熟地黄、鳖甲。

2. 药食两用的传统

> 我国自古以来，有些经常吃的食材是可以入药的，如姜、黑胡椒、薏米、赤小豆、绿豆等，这就是所谓的"药食两用"。

有些食物既含有一定的营养素（营养成分），又含有一定的植物活性物质，因此，既有一定的滋补身体的作用，又对身体有一定的保健和调理价值。

既可食用又可药用的食材名单：

丁香、八角茴香、刀豆、小茴香、小蓟、山药、山楂、马齿苋、乌梢蛇、乌梅、木瓜、火麻仁、代代花、玉竹、甘草、白芷、白果、白扁豆、白扁豆花、龙眼肉（桂圆）、决明子、百合、肉豆蔻、肉桂、余甘子、佛手、杏仁（甜、苦）、沙棘、牡蛎、芡实、花椒、赤小豆、阿胶、鸡内金、麦芽、昆布、枣（红枣、酸枣、黑枣）、罗汉果、郁李仁、金银花、青果、鱼腥草、姜（生姜、干姜）、枳椇子、枸杞子、栀子、砂仁、胖大海、茯苓、香橼、香薷、桃仁、桑叶、桑葚、桔红、桔梗、益智仁、荷叶、莱菔子、莲子、高良姜、淡竹叶、淡豆豉、菊花、菊苣、黄芥子、黄精、紫苏、紫苏籽、葛根、黑芝麻、黑胡椒、槐米、槐花、蒲公英、蜂蜜、榧子、酸枣仁、鲜白茅根、鲜芦根、蝮蛇、橘皮、薄荷、薏苡仁、薤白、覆盆子、藿香。

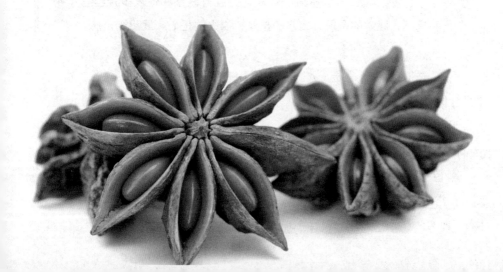

3. 食物也有阴阳属性

> 机体发生疾病都与阴阳失衡有关。而食物的寒热温凉属性也就是食物的本性，恰恰可以调节不同机体的阴阳虚实，以防阴阳的相对平衡遭到破坏。

阴证的人宜食用温性、热性的阳性食物，阳证的人宜食用寒性、凉性的阴性食物。人体阴阳的兴旺盛衰，正是依靠食物的这种阴阳属性来调节和维持，因此，人们在选用食物或食疗时，应分清阴阳，科学搭配，以确保身体健康。

我们古代的前辈们从"象"出发，他们根据食物的外形与味道，食物进入人体产生的寒热温凉作用，来判断食物的阴阳属性。最后根据食物的性质把它们分成5种，即热性、温性、平性、凉性、寒性，也称之为"五性"。

4. 食物的五行属性

> 一般来说五行的金、木、水、火、土各以白、绿、黑、红、黄五色和辛、酸、咸、苦、甘五味代表，并各自联系和代表多种器官：属金的是肺，属木的是肝，属水的是肾，属火的是心，属土则是脾。

白色、辛味食物代表金（入肺），常见食材有洋葱，具有杀菌功能。

绿色、酸味食物代表木（入肝），常见食材有青菜，有益肝脏健康。

黑色、咸味食物代表水（入肾），常见食材有黑豆、蓝莓等，具有增强生殖系统功能。

黄色、甘味食物代表土（入脾），常见食材有南瓜，有养胃作用。

红色、苦味食物代表火（入心），常见食材有番茄、红椒等，有助循环系统健康。

5. 食物养生的功效

> 哲学上的"精、精气、气"范畴是标示世界本原的物质存在，是抽象的概念。而精、气、血、津液学说中的"精、精气、气"则是医学科学中的具体物质概念。

不同的中药分别有填精、补气、补血、生津、养神等功效，作为与中药同源的食物自然也有这方面的功能，只是性味没有中药这么浓烈。

如填精的食物有山药、羊肉、狗肉、韭菜等，补肾的食物都具有填精的效果。补气的食物有红枣、人参、甘草等药食两用的食物。补血的食物有瘦肉、牛肉、鱼类、鸡蛋、牛奶等富含铁或蛋白质的食物。生津的食物有各种水分含量较多的蔬菜水果，如梨、白萝卜、橘子等。养神的食物包括牛奶、龙眼、西瓜、番茄等。

6. 秋季要注意养肺

> 秋季一到，天气渐渐变凉，发生咳嗽痰喘的患者较多，特别是有咳嗽旧疾的老年患者。中医根据季节的变化对人体影响的规律，总结出了秋季易损伤肺气的理论。因此，秋季饮食要注意养肺。

秋天，气候干燥，饮食调理以防燥护阴、滋肾润肺为主，以温和清润为宜。应尽量少食用椒、葱、韭、蒜等辛辣热燥之物，多食用芝麻、糯米、粳米、蜂蜜、甘蔗、乳制品等柔润食物，强调暖食，禁忌生冷，多饮开水、淡茶、豆浆等，以益肺胃而生津液，抵御秋燥之侵袭。很多中老年人经过夏日疏泄之后，身体渐虚，为适应冬季的潜藏，宜进补而培其本，可选用龙眼、黑枣、莲子、核桃、银耳之类食物进行食补。

7. 白露节气的饮食

> 白露是二十四节气中的第十五个节气，更是干支历申月的结束以及酉月的起始。

白露在公历每年9月7日到9日，太阳到达黄经165°时。天气渐转凉，会在清晨时分发现地面和叶子上有许多露珠，这是因夜晚水汽凝结在上面，所以得名"白露"。

民间有"春茶苦，夏茶涩，要好喝，秋白露"的说法。白露时节的茶树经过夏季的酷热，此时达到它生长的最佳时期。对于白露时节的饮食应当以健脾润燥为主，宜吃性平、味甘或甘温之物，宜吃营养丰富、容易消化的平补食品。忌吃性质寒凉、利气消积、易损伤脾气的食品。忌吃味厚滋腻、容易阻碍脾气运化功能的食品。可多吃粳米、籼米、玉米、薏米、番薯、豆腐等。

8. 保健凉茶是什么

> 凉茶，也叫青草茶或百草茶，是一种在中国南方（广东、福建等地）流行的饮料，取材于当地唾手可得的药草，由多味药草组合而成。

各种凉茶的功效：

夏枯草有清火明目、散结消肿的功效。

菊花能疏散风热、清肝明目、平肝阳、解毒。

鸡骨草有清热利湿、益胃健脾的功能。

金钱草有清热解毒、散瘀消肿、利湿退黄的功效。

罗汉果又名神仙果，含有丰富的葡萄糖和多种维生素，能清肺止咳、利咽喉。

9. 凉茶不宜多喝

> 凉茶毕竟有药性，要注意因人制宜，不能滥服，更不能作为保健茶长期服用。

若体质素来虚弱者和婴幼儿，不分青红皂白地长期饮用药性苦寒的凉茶，则易损伤人体阳气和脾胃，导致出现神疲体倦、面色㿠白、多汗易感冒、食欲缺乏便溏，以及舌淡苔薄或脉弱无力等脾弱气虚等症状。

脾胃虚寒者、老人、小孩、孕妇和哺乳期的妇女要慎服。即使是健康人，过度饮用凉茶轻者脾胃不适，重者会诱发胃肠道疾病。

如果大量喝，在清解暑热、滋阴潜阳的同时，也会使人体脏腑的阳气发散、受损，脾胃等器官会由于阴液的滞腻而导致功能失调。

10. 制作药膳有什么讲究

> 中国传统的药膳绝不是食物与中药的简单相加，若不具备医药常识而盲目制作或食用药膳进补，难免会适得其反。

传统的药膳是在中医辨证配膳理论指导下，由药物、食物和调料三者精制而成的一种既有药物功效，又能防病治病、强身益寿的特殊食品。

药膳有别于普通饮食，应用时须注意食疗中药的性味、药膳的宜忌、选料与加工、烹调技术等，并要掌握药膳应用的基本原则，即注重整体辨证用膳，良药可口服食方便，优选药材科学烹制，适量有恒有的放矢。

"饮食有节"是中医重要的养生保健原则，药膳食疗也应适量服用。

11. 姜是开胃解表的好食材

> 生姜自古被医学家视为药食同源的保健品，具有祛寒、祛湿、暖胃、加速血液循环等多种保健功能。

姜，别名姜根、因地辛、炎凉小子，性温，味辛，归肺、脾、胃经，具有开胃、解表、散寒、止呕、开痰等功效。常用于脾胃虚寒、食欲减退、胃寒呕吐、风寒或寒痰咳嗽、恶风发热、鼻塞头痛等病症。需要注意的是，阴虚、内有实热或患痔疮者忌用。

生姜是一种很有开发利用价值的经济作物，除含有姜油酮、姜酚等生理活性物质外，还含有蛋白质、多糖、维生素和多种微量元素，集营养、调味、保健于一身。

12. 葱的食疗药用价值

> 俗话说得好"大葱蘸酱，越吃越胖"，意思是葱含有很多营养，虽然说得有一点夸张，但是葱的营养是不可以忽视的，它可以有效地保护人体。

葱是佛教中的五荤之一，是百姓常用的调味食材，是一种草本植物。葱含有蛋白质、糖类等多种维生素及矿物质，对人体有很大的益处。

葱叶在生长过程中每天都在进行光合作用，所以它含有很多叶绿素及类胡萝卜素、纤维素；葱白连接根，土壤内吸收来的营养都需要先经过葱白后再往上输送，它含有挥发油、葱蒜辣素、烯丙基硫醚等营养素。葱白所含挥发油成分主要为含硫化合物、不饱和脂肪酸等，有助于消化、抗癌以及杀菌消毒等。

13. 黑胡椒美味又暖胃

黑胡椒，又名黑川，是胡椒科的一种开花藤本植物，它的果实晒干后通常可作为香料和调味料使用。同样的果实还是白胡椒、红胡椒与绿胡椒的制作原料。

黑胡椒可用于炖肉、烹制野味和火锅，味道鲜美。在中医学中，黑胡椒可治疗寒痰、食积、脘腹冷痛、反胃、呕吐清水、泄泻、冷痢，亦可用于食物中毒时解毒。

胡椒含1%~3%的胡椒精油，使胡椒产生特殊香味。胡椒的辣味主要由含油树脂产生，主要成分有胡椒碱、佳味碱、生物碱和胡椒亭等。胡椒的辛辣味主要来源于化合物胡椒碱，胡椒碱同时存在于胡椒果皮和种子中。

据有关机构研究显示，姜可以杀死卵巢癌细胞，而胡椒粉具有辣味的化合物则可以使胰腺肿瘤发生萎缩。他们的研究提供了很多的证据表明，至少一些常见的胡椒类调味品可以减缓或防止癌症肿瘤的生长。

牛腩炖白萝卜

功效：本品可滋养脾胃、补中益气，可改善身体虚弱症状。

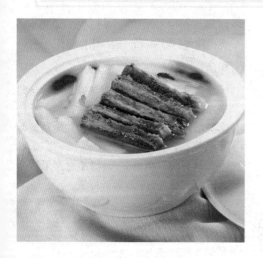

材料：枸杞子50克，牛腩500克，白萝卜800克，芹菜10克，盐6克，黑胡椒粉5克，高汤适量。

做法：

①牛腩洗净，切条，用适量盐、黑胡椒粉腌渍；枸杞子泡发，洗净。

②白萝卜去皮，洗净，切长条；芹菜洗净，切段。

③将牛腩放入瓦煲，加入高汤烧开，加入枸杞子，小火炖1小时，再加入白萝卜炖半小时，最后加盐和芹菜段即可。

14. 花椒的功效

> 花椒是川菜中常用的调料，是麻辣味的来源。但同时，花椒也是一种中药。花椒可去除各种肉类的腥气，促进唾液分泌，增加食欲，使血管扩张，起到降低血压的作用。一般人群均能食用，孕妇、阴虚火旺者忌食。

中医认为，花椒味辛、性温，有小毒，归脾、胃、肾经，有温中散寒、除湿、止痛、杀虫、解鱼腥毒等功效，用于治积食停饮、心腹冷痛、呕吐、噫呃、咳嗽气逆、风寒湿痹、泄泻、痢疾、疝痛、齿痛、蛔虫病、蛲虫病、阴痒、疮疥等症状。

花椒果实含挥发油，挥发油中含柠檬烯、枯醇，亦含有牻牛儿醇、植物类固醇及不饱和脂肪酸。

花椒挥发油中含 α-蒎烯、β-蒎烯、β-罗勒烯-X、α-萜品醇、樟醇、乙酸萜品醇、葎草烯、β-荜澄茄油烯、橙花椒醇异构体等。

花椒羊肉汤

功效： 本品暖中补虚、益肾壮阳，对畏寒怕冷、长冻疮的患者有很好的温补作用。

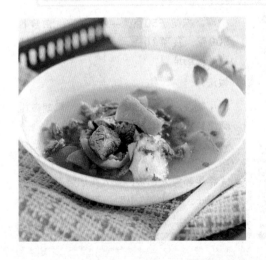

材料：当归30克，生姜15克，羊肉500克，花椒3克，味精、盐、胡椒粉各适量。

做法：

①羊肉洗净，切块；生姜洗净切片；当归洗净。

②花椒、生姜片、当归和羊肉块一起置入砂锅中。

③加水煮沸，再用文火炖1小时，最后加入味精、盐、胡椒粉调味即成。

15. 茴香有保健作用

> 大、小茴香都是常用的调料，是烧鱼、炖肉、制作卤制食品时的必用之品。因它们能除肉中臭气，使之重新添香，故曰"茴香"。

大茴香即大料，学名叫"八角茴香"。小茴香的果实是调味品，而它的茎叶部分也具有香气，常被用来作包子、饺子等食品的馅料。

茴香味辛、性温，入肾、膀胱、胃经，可开胃进食、理气散寒、有助阳道。主治中焦有寒、食欲减退、恶心呕吐、疝气疼痛、睾丸肿痛、脾胃气滞、脘腹胀满作痛等病症。

茴香含挥发油，主要为茴香醚、小茴香酮、甲基胡椒酚、茴香醛等成分。多食茴香会有损视力，因此不宜短期大量食用，每天应以10克为上限。

16. 莲子的功效

> 莲子是睡莲科水生草本植物莲的种子，又称白莲、莲实、莲米、莲肉。莲子的主要成分是糖类（占62%）、蛋白质（占6.6%）、脂肪（占2.0%）。

中医认为，莲子鲜者甘、涩、平，无毒；干者甘、涩、温，无毒。入脾、肾、心经。具有清心醒脾、补脾止泻、养心安神明目、补中养神、健脾补胃、止泻固精、益肾涩精止带、滋补元气等功效。主治心烦失眠、脾虚久泻、大便溏泄、腰疼、男子遗精、妇人赤白带下等病症，还可预防早产、流产、孕妇腰酸。

莲子善于补五脏不足，通利十二经脉气血，具有防癌抗癌的营养保健功能。

17. 牡蛎可填精固肾

> 牡蛎又叫生蚝，是所有食物中含锌最丰富的。每100克牡蛎（不包括壳的重量）含水87.1%，含锌71.2毫克，因其富含蛋白锌，是很好的补锌食物，要补锌可以常吃牡蛎或蛋白锌。

牡蛎味咸，性微寒，归肝、胆、肾经，具有平肝息风，滋阴养肾的功效。

牡蛎可做汤。牡蛎干用热水泡开，等锅里的汤料滚了以后，将牡蛎放进去煮熟。牡蛎干很容易熟，不用多长时间，就可以出锅吃了。当然，

这里的汤料是可以根据自己的口味来调制的，我们制作汤食，一般会使用其他的食材一起搭配，比如胡萝卜、白菜、鸡蛋等。

18. 薏仁养胃又除湿

> 薏仁又名薏苡仁、苡米、苡仁、土玉米等，既是常用的中药，又是常吃的食物，味甘淡、性微寒，有利水消肿、健脾去湿等功效，为常用的利水渗湿药。

薏仁是一种美容食品，常食可以保持人体皮肤光泽细腻，消除粉刺、雀斑、老年斑、妊娠斑、蝴蝶斑，对脱屑、痤疮、皲裂、皮肤粗糙等都有良好食疗效果。薏仁富含淀粉以及人体所需的多种氨基酸，具有健脾利湿、清热排

脓等功效，薏仁还可入药，可治疗水肿、脚气、脾虚泄泻等病症。

另外，薏仁还有抗炎、降血糖、镇痛、解热、抗肿瘤等作用。

19. 绿豆可解毒

> 绿豆是最常见的豆类中的一种，在炎热的夏天，我们会经常喝到可口又消暑的绿豆汤。绿豆是我国人民的传统豆类食物。

绿豆味甘，性寒，无毒。中医认为绿豆可解百毒，能帮助体内毒物的排泄，促进机体的正常代谢。绿豆可解酒毒、野菌毒、砒霜毒、有机磷农药毒、铅毒、丹石毒、鼠药毒等。绿豆还含有降血压及降血脂的成分。取食绿豆芽，可治疗因缺乏维生素A引起的夜盲症、缺乏维生素B$_2$引起的舌疮

口炎及阴囊炎、缺乏维生素C引起的坏血病等。绿豆芽脱下的豆皮名为绿豆衣，有清热解毒、明目退翳之功。

绿豆还有排毒美肤、抗过敏的功效。比如容易口角长疮、溃烂，易长痘痘、常有过敏现象的人，应长期多吃绿豆。

20. 山药可健脾补肾

> 山药，即薯蓣，别名怀山药、土薯、山芋等，味甘、性平，归脾、肺、肾经，有补脾养胃、生津益肺、补肾涩精的功效。

山药可用于治疗脾虚食少、久泻不止、肺虚喘咳、肾虚遗精、带下尿频、虚热消渴等症，还可用于脾虚食少、泄泻便溏、白带过多等症。《本草求真》有关山药的记录为：本属食物，气虽温而却平，为补脾肺之阴。是以能润皮毛，长肌肉，味甘兼咸，

又能益肾强阴。

有关研究显示，山药具有抗关节炎的作用，对突变细胞具有抑制产生的作用。该品养阴能助湿，所以湿盛中满或有积滞、有实邪者不宜。另外，山药有收敛作用，所以感冒患者、大便燥结者及肠胃积滞者忌用。

21. 刀豆益肾利肠胃

刀豆为豆科刀豆属的栽培亚种，一年生缠绕性草本植物。也是豆科植物刀豆的种子。其性温平、味甘、无毒，归胃、肾经，具有温中下气、利肠胃、止呕吐、益肾补元气的功效。

刀豆种子可温中、下气、止呃、补肾，用于虚寒呃逆、呕吐、肾虚、腰痛、胃痛；果壳可通经活血、止泻，用于腰痛、久痢、闭经；根可散瘀止痛，用于跌打损伤、腰痛。

经毒理学分析，用金田鼠胚胎做试验，洋刀豆血球凝集素对用病毒或化学致癌剂处理后而产生的变形细胞的毒性，大于对正常细胞的毒性。

刀豆含有尿毒酶、血细胞凝集素、刀豆氨酸等。近年来，又在嫩荚中发现刀豆赤霉 I 和刀豆赤霉 II 等，有治疗肝性昏迷和抗癌的作用。刀豆还可增强大脑皮质的抑制过程，使之精力充沛。

22. 秋分节气的饮食

秋分，二十四节气中的第16个节气，时间一般为每年公历的9月22或23日。太阳在这一天到达黄经180°，直射地球赤道，因此，这一天24小时昼夜均分。

秋分时节，秋高气爽、丹桂飘香、蟹肥菊黄，应常吃的食物包括：

百合： 中医用百合作为止血活血、清肺润燥、滋阴清热的补药。

红枣： 红枣味甘、性平，入脾、胃二经，有补气益血之功效，是健脾益气的佳品。中医常用红枣治疗脾胃虚弱、气血不足、失眠等症。

枸杞子： 枸杞子具有解热、止咳化痰等疗效，可用于治疗糖尿病；将枸杞根煎煮后饮用，还能够降血压。

23. 昆布的功效

> 昆布是《中国药典》收录的草药之一，药用来源为海带科植物海带或翅藻科植物昆布（鹅掌菜）的干燥叶状体。夏、秋二季采捞，晒干。

昆布气腥、味咸，归肝、胃、肾经，用于治疗痰饮水肿，有软坚散结、消痰、利水的功效，主治瘿瘤、瘰疬、睾丸肿痛、痰饮水肿。

昆布的主要营养成分为藻胶素、甘露醇、半乳聚糖、海带氨酸、海带聚糖、谷氨酸、天冬氨酸、脯氨酸、维生素B_2、维生素C、维生素P和碘、钾等。因此，昆布具有预防甲状腺疾病、降血压、降血糖、降血脂、抗血液凝集和抗辐射作用。

治瘿瘤、瘰疬：昆布50克、猪瘦肉50克，水煎服，每日2次。

治疗暑热、高血压、高血脂：昆布30克、冬瓜100克、薏苡仁30克，同煮汤，加适量白糖食用，每日1次。

24. 淡豆豉可清热除烦

> 淡豆豉为豆科植物大豆的成熟种子的发酵加工品，既为我们常见的食物，也可入药。淡豆豉味辛、甘、微苦，性寒（根据炮制方法另有味辛、微温的）；归肺、胃经；具有解肌发表、宣郁除烦的功效；主治外感表证、寒热头痛、心烦、胸闷、虚烦不眠等症。

淡豆豉富含蛋白质、脂肪、糖类、维生素B_2，另含钙、铁、磷盐、氨基酸以及酶。据《本草经疏》中记载："凡伤寒传入阴经与夫直中三阴者，皆不宜用。热结胸中，烦闷不安者，此欲成结胸，法当下，不宜复用汗吐之药，并宜忌之。"

25. 秋季养肺药膳

中医认为，秋季天气干燥，呼吸之间容易伤到肺部，所以秋季需要养肺。肺具有主气、司呼吸、调卫气、通调水道和朝百脉的功能。肺虚的补养原则，是在辨证施治的基础上，根据具体类型分别给予不同的药膳来调理。

核桃冰糖炖梨

功效： *本品具有温补肺肾、定喘止咳的功效，主要治肾虚腰痛、虚寒喘咳等病症。*

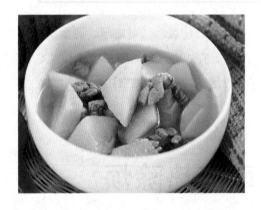

材料：白鸭梨150克，核桃仁30克，冰糖30克。

做法：

①白鸭梨洗净，去皮去核，切块备用；核桃仁洗净备用。

②将梨块、核桃仁放入砂煲中，再加入适量清水，先用大火煮沸，再转小火煲30分钟。

③下入冰糖调味即可。

菊花桔梗雪梨汤

功效： *此汤具有开宣肺气、清热解毒的功效，主治外感咳嗽、咽喉肿痛等病症。*

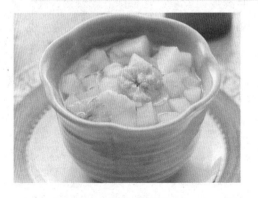

材料：甘菊5朵，桔梗5克，雪梨1个，冰糖5克。

做法：

①甘菊、桔梗加1200毫升水煮开，转小火继续煮10分钟，去渣留汁，加入冰糖搅匀，盛出待凉。

②雪梨洗净削皮，梨肉切丁备用。

③将切丁的梨肉倒入凉的甘菊水中即可。

26. 九月应季食物

❀ 黄秋葵

别名：黄葵、羊角菜、羊角豆、洋辣椒、咖啡黄葵。黄秋葵含有果胶、牛乳聚糖等，具有帮助消化、治疗胃炎和胃溃疡、保护皮肤和胃黏膜之功效，被誉为人类最佳的保健蔬菜之一。

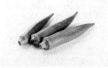

❀ 平菇

别名：侧耳、耳菇。食量建议：每次约100克。适宜人群：一般人群均可食用。禁忌人群：食用菌类过敏者忌食。平菇中氨基酸的种类十分丰富，经测定，它含有17种氨基酸，其中人体所必需的8种氨基酸它都含有。平菇干蛋白质含量在20%左右，是鸡蛋的2.6倍，猪肉的4倍，菠菜、油菜的15倍。

❀ 山药

别名：薯蓣、山芋、薯药、大薯。食量建议：每次约85克。适宜人群：一般人群均可食用。禁忌人群：痰湿体质、湿热体质忌食。山药所含的热量和糖类只有同一质量红薯的一半左右，不含脂肪，蛋白质含量较红薯高。

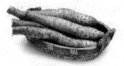

❀ 莲藕

别名：连菜、藕、菡萏、芙蕖。食量建议：每餐约200克。适宜人群：缺铁性贫血、体弱多病、食欲不振者。禁忌人群：产妇不宜过早食用。莲藕的热量和土豆相当，糖类和脂肪的含量比较低，蛋白质的含量较土豆稍高。

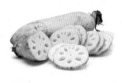

❀ 梨

梨性凉，味甘、微酸，具有清热生津、润燥化痰的功效。梨肉鲜嫩多汁，口味甘甜；梨核味微酸、凉性。7~9月间果实成熟时采收，可鲜用或切片晒干。和冰糖一起煲水，可治疗咳嗽。

Part 10
十月：合理控制
体重

"白露白花花，寒露添衣裳"，
是指十月之后秋天结束，凛冬将至。
这时老年人应多食润肺生津的食物，
这可以提高其机体抵御寒冷的能力。
同时，老年人也需注重营养，
不可过度摄入热量，以致体重超标。
另外，老年人还需选择合适的运动方式，
通过运动消耗热量，锻炼身体，
从而保持自身的健康和长寿。

1. 应控制能量摄入

　　能量较高的食物主要是指含有较多的脂肪、糖类和蛋白质三大产能营养素的食物。此外，酒精在人体内也能产生能量，因此，酒类饮料也是高能量食物。高能量食物包括以下几类：

　　（1）甜食。如白糖、红糖、麦芽糖、葡萄糖、蜂蜜等，以及含这些物质较多的点心。甘蔗和甜菜因为含有很多蔗糖，也属于高能量食物。

　　（2）高脂肪食物。如肥肉、烹调用油、油炸食物、奶油、氢化植物油、黄油等食物。蛋糕属于高糖高脂肪食物。

　　（3）高蛋白食物。如奶粉、蛋白粉，以及瘦肉、鸡蛋、鱼等动物性食物。豆类和豆制品的蛋白质含量也较高，也属于高能量食物。

2. 测量体重检查营养状况

　　体重为裸体或穿着已知重量的工作衣称量得到的身体重量。体重反映的是人体横向生长、围度、宽度、厚度及重量的整体指标。体重的增加和减少，受近期（1~2周内）的营养状况影响较大。

　　在测量体重时，最好用经过校正的杠杆型体重秤。被测量者应空腹，不穿鞋，只穿轻薄的衣服，全身放松站在秤上。测量人员读取杠杆秤上的游标位置，读数应精确至10克。

　　对于中老年人来说，测量体重尤为重要。测量体重除了可以检查近期的营养状况外，还可以作为检测中老年人骨骼生长情况的依据，对于骨质疏松、关节炎患者具有医学诊断的参考价值。家庭常备一款体重计就可以轻松应对健康难题。

3. 怎样判断你的体重是否标准

> 体重是反应和衡量一个人健康状况的重要标志之一。可用成人身体质量指数来判断体重是否标准。

成人身体质量指数（BMI）是评价18岁以上人群营养状况的常用指标，它不仅较敏感地反映体形的胖瘦程度，而且与皮褶厚度、上臂围等营养状况也相关。BMI的计算公式为：

$$BMI = 体重（kg） \div [身高（m）]^2。$$

肥胖程度	WHO成人标准（1998）	中国成人肥胖标准（2003）
肥胖	≥30	≥28
超重	25.0≤BMI<29.9	24.0≤BMI<28.0
正常范围	18.5～24.9	18.5～23.9
体重过低	<18.5	<18.5

注：成人BMI不适合年龄小于18岁者、运动员、肌肉特别发达者、孕妇、哺乳妇女、体弱或需久坐的老人。

4. 中秋节月饼别吃太多

> 每年的农历八月十五日是我国的传统节日中秋节，也是一家人团圆的节日。在这一天，除了丰盛的晚餐，一定不会少的食品是象征团圆的月饼。

月饼的种类繁多，如广式、京式、滇式等。月饼外皮的主要成分是面粉和蔗糖，而馅料含有较高的糖分、饱和脂肪、胆固醇等，因此，患有高血压、高血脂、肥胖、糖尿病等慢性病的中老年人不宜多吃。

老年人
营养365

5. 从"三围"看营养

> 三围是人体的胸围、腰围、臀围三者的合称。测量一个人的三围，可以从另一方面知晓他/她的健康状况。

胸围：平静呼吸时经乳头点的胸部水平围长，用软尺测量。婴幼儿和成年男性的胸围反应肺部的发育状况，青少年和成年女性的胸围反应肺部和乳房发育状况。

腰围：经脐部中心的水平围长，用软尺测量。

臀围：臀部向后最突出部位的水平围长，用软尺测量。腰围和腰臀比能反映一个人的营养状况以及是否属于中心性肥胖。

	男	女
腰围	<85厘米为正常，≥85厘米为中心性肥胖	<80厘米为正常，≥80厘米为中心性肥胖
腰臀比	≤0.9为正常，>0.9为中心性肥胖	≤0.8为正常，>0.8为中心性肥胖

6. 测量皮褶厚度看是否肥胖

> 皮褶厚度是推断全身脂肪含量、判断皮下脂肪发育情况的一项重要指标。不同的人群，由于其遗传素质、生活环境、饮食习惯等不同，体脂分布及其占体重百分比均可能呈现各自的特点。

测量皮褶厚度的常用部位有上臂肱三头肌部（代表四肢）和肩胛下角部（代表躯体），这些部位组织均衡，测量方便。

	男性肩胛下角皮褶厚度	女性肩胛下角皮褶厚度
消瘦	<10毫米	<20毫米
正常范围	10~40毫米	20~50毫米
肥胖	>40毫米	>50毫米

7. 寒露节气的饮食

> 每年公历的10月8日前后，太阳移至黄经195°时为二十四节气的寒露。寒露，是指此时期的气温比"白露"时更低，地面的露水快要凝结成霜了。寒露以后，天气昼暖夜凉、晴空万里，一派深秋景象。

自古秋为金秋也，肺在五行中属金，故肺气与金秋之气相应。"金秋之时，燥气当令。"此时，燥邪之气易侵犯人体而耗伤肺之阴精。

寒露饮食养生应在平衡饮食五味的基础上，根据个人的具体情况，适当多食甘、淡、滋润的食品，既可补脾胃，又能养肺润肠，还可防治咽干口燥等症。水果有梨、柿、荸荠、香蕉等；蔬菜有胡萝卜、冬瓜、莲藕、银耳等。早餐应吃温食，最好喝热粥。中老年人和慢性病患者应多吃些红枣、山药、鸭、鱼、肉等食品。

8. 减肥的方法有哪些

> 肥胖症是老年人常见的病症之一，其严重影响老年人的正常生活，现在就来了解以下5种减肥方法吧。

运动减肥：通过一定的有氧体育运动，消耗身体多余脂肪，促进新陈代谢，达到减肥目的。

抽脂减肥：通过将体内脂肪组织吸出来改善体形的一种整形方法。

药物减肥：服用具有减肥作用的药品，进而达到减肥目的。

代餐减肥：集营养均衡、效果显著、食用方便等优点于一身。但是这种减肥方法容易反弹。

营养调理减肥：根据营养学原理制定个性化的营养和饮食方案，调理身体的各项机能达到最佳平衡的状态，同时还可纠正不良习惯，且不易反弹。

9. 测上臂围看肌肉程度

> 上臂围是上臂横截面周长，一般测量上臂最丰满部位，用皮尺测量，连续测量3次。上臂围大小表示胳膊粗细，可反映营养状况，查看是否为营养不良。

先测量上臂肌肉紧张时的围度，再测量肌肉放松时的围度。被测量者单臂侧平举，掌心向上，用力握拳屈肘。测量者将皮尺放在肱二头肌最突出部位测量，然后上臂放松自然下垂，在同一部位测量肌肉放松时的上臂围。二者之差称为臂围差，上臂肌肉越发达，收缩与放松时围度差就越大，将测量左右两上臂的臂围值相比较，看其左右肌肉发育是否均匀。

10. 哪些食物含有较高能量

> 不同的食物可产生不同的热量。对于肥胖症、糖尿病、高血压等慢性病患者来讲，控制每天身体所摄取的热量是减轻他们本身病变的方法。

高能量食物包括以下几类：

甜食： 如白糖、红糖、麦芽糖、葡萄糖、蜂蜜等调料，以及含这些调料较多的糖糕。甘蔗和甜菜因为含有很多蔗糖，也属于高能量食物。

高脂肪食物： 如肥肉、烹调用油、油炸食物、奶油、氢化植物油、黄油等食物。蛋糕属于高糖高脂肪食物。

高蛋白食物： 如奶粉、蛋白粉以及瘦肉、鸡蛋、鱼等动物性食物。豆类和豆制品的蛋白质和糖类含量也较高，也属于高能量食物。

11. 增加能量消耗的活动

> 体育运动，特别是长时间、强度大的体育运动，时间越长、强度越大、频率越高，则能量消耗越大。

做家务，尤其是洗衣服、搬重物、擦地板、擦玻璃、抱孩子等需要力气的家务。

日常活动，如上楼梯、步行、站立等。

做力量训练，如举重、拉力器械、仰卧起坐、俯卧撑等。这些训练不但本身就消耗能量，而且刺激体内肌肉增加，提高基础代谢（即维持呼吸、循环、心跳、体温等基本生命活动所消耗的能量）。

应激状态时，如精神特别紧张、吃不好、睡不着、坐卧不安、肌肉痉挛时，会提高基础代谢。

口服甲状腺激素类药物，如优甲乐等，能提高基础代谢。

12. 什么叫适量运动

> 适量运动是指运动者根据个人的身体状况、场地、器材和气候条件，选择适合的运动项目，使运动负荷不超过人体的承受能力。

在运动后感觉舒服，不疲劳，不会造成过度疲劳或者气喘，以不影响一天的工作、生活为宜，切忌运动过量。运动过量最大的问题就是容易造成免疫力下降，这样，不但达不到锻炼的目的，反而会损伤身体。反之，运动不足也达不到锻炼的目的。养生专家认为，人的运动量应以每天不少于1小时为宜。

适量运动是保持脑力和体力协调，预防、消除疲劳，防止亚健康、延年益寿的一个重要因素。切忌在疲劳到极点时参加运动，此时运动对人体有害无益。

13. 运动与能量补充

> 因为运动时消耗的能量主要是由糖类（肝糖原和肌糖原）和脂肪氧化提供的，所以，运动后补充能量也主要补充这两种营养素，同时也要补充优质蛋白。

补充糖类主要是通过吃粮谷类食物，如米饭、馒头、面条、饺子、面包等食物。当然，含糖分较多的水果也是不错的选择，因为水果还能补充一定量的水、矿物质元素和维生素。

补充脂肪主要是通过菜肴中的烹调用油，有些坚果（如花生、葵花籽、核桃、杏仁等）也含有较多的必需脂肪酸，也可以吃一些。

补充优质蛋白则可以选择牛奶、豆浆、鸡蛋和瘦肉等食物。适当吃一些蛋白粉可以增加肌肉含量，是运动增肌的重要营养补充剂。

14. 运动与补水

> 水是维持人体健康的重要营养物质之一，它参与体内各种物质的化学反应。在运动的过程中，必须注意补水。

运动前喝够水：锻炼前一定要喝够水。一般来讲，运动前两小时，我们需要补充500毫升的白开水。

运动中喝少量淡盐水：在运动过程中，如果你出汗量较大，就要喝淡盐水，补充运动中丢失的钠离子。一般在每升水中加0.15克食用盐。

运动后切勿大量饮水：运动后切记不要大量喝水，因为剧烈运动促使身体消耗了大量的热量，使身体各器官、系统功能处于相对较低的水平。若大量饮水，会造成心脏负担过重，使肠胃受到刺激。

15. 运动与饮食安排要合理

> 运动健身时，吃饭的时间安排是很有讲究的，饭前、饭后都不宜进行剧烈的运动，运动和吃饭之间要有一定的间隔休息。

运动时，人体为了保证肌肉骨骼氧气和营养物质的氧分供应，在中枢神经系统的调节下，全身的血液进行重新分配，使消化腺的分泌大大减少，从而影响了胃肠部的消化和吸收。因此，运动后不想进食是正常的生理现象。一般认为，运动后至少休息30分钟进食较为科学。

同样，在饭后也不能立即去参加剧烈的体育运动。如果饭后马上参加剧烈运动，可使正在参与胃肠消化的血液又重新分配，流向肌肉和骨骼，从而会影响胃肠的消化和吸收，还会引起腹痛及不适感。因此，至少在饭后1.5小时以后才能进行运动。饭后进行散步则有利于消化和健康。

16. 不同运动的营养方式

> 运动的种类有很多，比如爬山、踢球、跑步、游泳等，针对不同类型的运动方式，需要配备不同的营养方式。

速度型运动： 如跑步、爬山等。应多吃富含糖类、维生素B$_1$、维生素C的食物，如杂粮粥、牛肉、鱼、豆腐、香蕉、黄瓜、莲藕等。

协调型运动： 如体操、广场舞、交际舞等。热能消耗不大，但要求协调性较高，神经较紧张，对体重要求控制，需较多的维生素B$_1$、维生素C和磷。热量不宜过多。宜多吃黄瓜、杂粮、香蕉、牛奶、豆浆等食物。

力量型运动： 如单双杠、俯卧撑、仰卧起坐等。要求肌肉有较大的力量和爆发力，对蛋白质需要较多，宜多吃海鲜、杂粮、牛奶等食物。

17. 霜降节气的饮食

霜降，二十四节气之一，一般在每年公历10月23日左右。霜降节气含有天气渐冷、初霜出现的意思，是秋季的最后一个节气。民间有句谚语"一年补透透，不如补霜降"，足见这个节气对我们的影响。

在我国的一些地方，霜降时节要吃红柿子，这在当地人看来，不但可以御寒保暖，同时还能补筋骨，是非常不错的霜降食品。此外，有些地区还有吃鸭肉、吃牛肉、赏菊饮酒等习俗。

秋末时节，是呼吸道疾病的高发期，宜多吃起生津润燥、宣肺止咳作用的梨、白果、萝卜等食物。中医专家指出，防秋燥、防秋郁、防寒是霜降期间的健康防护重点。因此，应该多吃些芝麻、蜂蜜、银耳等滋阴润燥的食物，以及牛奶、鸡蛋、羊肉和豆类等高蛋白食物。

18. 房事运动的营养补充

都知道房事是一件非常耗费体力的"体力活"，很多人性生活时感觉身体非常虚弱，在性爱过程中也很容易出现汗多、体力不支等一些问题。这种情况下就该注意补充营养了！

男女性爱过程中分泌的液体中含有大量的水、糖蛋白、钙、镁、钾、锌等成分，因此，房事之后要特别注意补充水分，多吃一些高蛋白和富含锌、钙、镁、钾等矿物质元素的食物，如海鲜、牛奶、瘦肉、鸡蛋、豆浆等。

因为维生素E与人的生殖活动有关，所以也要注意维生素E的补充，可吃些坚果类食物（如核桃、花生、葵花籽、杏仁等）、谷类胚芽和压榨植物油（如菜籽油、茶籽油等）。

19. 运动损伤的营养补充

> 身体损伤是运动时时常发生的情况，而且最常见的是皮外伤、骨折、脱臼以及韧带拉伤等，这些损伤都属于机械损伤。

皮外伤一般都会出现流血的症状，补充营养素有利于伤口的愈合，这些营养素包括蛋白质、铁、钙、镁、钾、B族维生素、维生素C、维生素E、胡萝卜素等。可吃一些鱼肉、鸡肉、瘦肉、牛肉、豆浆、牛奶、鸡蛋、新鲜的蔬菜水果等。

骨折、脱臼和韧带拉伤虽然不一定带有流血的症状，但也要多补充蛋白质、钙、镁、维生素C、维生素D、维生素K等营养素，可多吃一些鸡肉、牛肉、豆腐、牛奶、鸡蛋以及新鲜的蔬菜水果等。必要的时候还可以服用一些蛋白粉、钙片等营养补充剂。

20. 秋季滋补好食材

> 秋季万物衰败，干燥异常，为保持健康，人们应该多食用一些滋补食材。那么，秋季适合滋补的食材有哪些呢？

❀ 山药

山药不仅味道鲜美，还有"食物药"的功效。山药含有淀粉酶、多酚氧化酶等物质，有利于脾胃消化吸收。山药还含有大量的黏液蛋白、维生素及微量元素，能有效预防心血管疾病，有延年益寿的功效。

❀ 莲藕

秋令时节，正是鲜莲藕上市之时。此时天气干燥，吃些莲藕，能起到养阴清热、润燥止渴、清心安神的作用。鲜莲藕除了含有大量的糖类外，蛋白质、维生素、矿物质和膳食纤维的含量也很丰富，有助于治疗便秘。

21.秋季饮食需注意

肺气通于秋，秋季气候干燥，容易伤害肺津，引起肺燥病变。秋季饮食注意事项中最重要就是养肺，养肺可以通过食物来保养，宜食用一些性质平和且具有滋阴润燥、养肺生津作用的药物或食物。

可适当多吃一些水果，其中以梨、甘蔗为首选。另外，一日三餐的食物宜以养阴生津之品为主，少吃辛辣燥热之品，必要时可服补品，但应清补，不可大补。

❀ 饮食防燥护阴

秋天为收获的季节，此时上市的蔬菜、瓜果品种较多，人们宜食花生、山药、白木耳、橘子、白果、梨、红枣、莲子、葡萄、甘蔗等柔润之品。秋季干燥，容易出现诸如皮肤干燥、皲裂和口角炎等症，此时，应多喝开水、淡茶、豆浆、牛奶、蜂蜜等。

❀ 饮食还要"御寒"

秋天，特别是深秋，天气变寒，人们可通过饮食增加热能的供给，多吃鸡、鱼、肉、蛋、豆制品以及新鲜蔬菜、水果、干果等富含高蛋白、维生素、微量元素且易消化的食物。

❀ 饮食应注意防病

秋季凉爽，人体食欲大增，暴饮暴食使胃肠负担加重，功能紊乱，特别是秋季昼夜温差较大，腹部着凉后容易引起胃肠道疾病。因此，应注意食品卫生，切记"病从口入"。另外，秋天气候凉爽，味觉增强，饮食过量，汗液分泌减少，应防止肥胖。

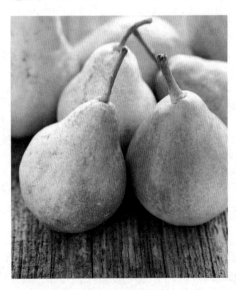

22.重阳节的饮食

> 秋高气爽，丹桂飘香，重阳节除了登高习俗外，还有一些饮食习俗流传至今，这些食品虽非琼浆玉脂，但非常适合在重阳时一家团聚共同分享。

❀ 吃重阳糕

据史料记载，古人在重阳节前后几天制作的松糕称作重阳糕，又称花糕、菊糕、五色糕，制无定法；较为随意。粘些香菜叶以为标志，中间夹上青果、红枣、核桃仁之类的干果。细花糕有3层、2层不等，每层中间都夹有较细的蜜饯干果，如苹果脯、桃脯、杏脯、乌枣之类。金钱花糕与细花糕基本同样，但个儿较小，如同"金钱"一般，多是上层府第贵族的食品。

❀ 饮菊花酒

菊花，是我国名花之一，也是长寿名花。"霜降之时，唯此草盛茂"，因此，菊花被古人视为"候时之草"，成为生命力的象征。重阳佳节，我国有饮菊花酒的传统习俗。菊花酒，在古代被看作是重阳必饮、祛灾祈福的"吉祥酒"。

❀ 吃糍粑

吃糍粑，是我国西南地区重阳佳节的又一食俗。糍粑分为软甜、硬咸两种。其做法是将洗净的糯米置于开水锅里，一沸即捞，上笼蒸熟，再放臼里捣烂，揉搓成团即可。食用时，把芝麻炒熟，捣成细末，把糍粑团搓成条，揪成小块，拌上芝麻、白糖等食用。

❀ 吃蟹

我国的一些地方重阳节有吃蟹的习俗。中秋刚过，北方的蟹正是肥硕之时。俗话说："九月团脐十月尖，持螯饮酒菊花天。"重阳时节捕捉的蟹最为上品，脂满膏肥，名扬天下。

23. 秋季喝点果汁好处多

> 秋季的新鲜果蔬，富含人体所需的多种营养物质，对秋季养肺滋阴、润燥生津很有帮助，榨汁后与其他有益食物同服，更是秋季养生保健的上佳饮品。

梨汁：梨肉香甜多汁，生食、榨汁、炖煮或熬膏均可，对肺热咳嗽及老年咳嗽、支气管炎等症有较好的治疗效果。若与荸荠、蜂蜜、甘蔗等榨汁同服，效果更佳。

柑橘汁：柑橘性凉味甘酸，有生津止咳、润肺化痰、醒酒利尿等功效，适用于身体虚弱、热病后津液不足、口渴、伤酒烦渴等症。榨汁或蜜煎，治疗肺热咳嗽尤佳。

葡萄汁：葡萄营养丰富，具有补肝肾、益气血、生津液、利尿等功效。生食能滋阴除烦，捣汁加熟蜜浓煎收膏，治疗烦热口渴尤佳。

24. 秋季养肺要点

> 肺是人体最"娇嫩"的器官，而秋季天气干燥很容易伤肺，特别是老年人，如果因秋燥而伤肺，到冬季就容易感染许多肺部疾病。

秋季要从润燥、养阴、润肺入手养生。中医认为，肺主皮毛，掌控着人体重要的排汗功能。秋季养肺要点有三：

（1）最佳养肺季节是秋天，一天中最佳养肺时间是早上7:00～9:00。

（2）肺有六怕：怕烟气、怕燥、怕寒、怕热、怕悲忧、怕大便不通。

（3）对肺功能较弱、久咳、并发肾虚的人群，宜选用中中药进行调补。

25. 十月应季食物

> 十月之后，秋意更浓，此时养生吃什么食物好呢？下面介绍4种十月应季食物，它们都极富营养，且还具备一定的食疗效果，适合十月储备。

❀ 猕猴桃

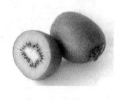

猕猴桃有着"水果之王"的美称，是一种高档的水果品种。猕猴桃的营养价值非常高，它除含有较丰富的钙、磷、铁等矿物质外，最引人注意的是它的维生素C含量在水果榜中居于前列。常吃具有预防癌症、降血脂、降血压等功效。

❀ 板栗

板栗又叫栗子，是一种补养治病的保健品。中医学认为，栗子味甘、性温，有养胃健脾、补肾壮腰、强筋活血等功效。栗子中所含的矿物质很全面，有钾、镁、铁、锌、锰等，非常适合高血压患者食用。此外，栗子中所含的不饱和脂肪酸和维生素也非常丰富，是抗衰老、延年益寿的滋补佳品。

❀ 山楂

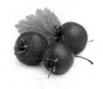

山楂又名山里红、红果、胭脂果，是蔷薇科山楂属植物山里红的成熟果实，有很高的营养和医疗价值。常吃山楂制品能增强食欲，改善睡眠，保持骨骼和血液中钙的恒定，可预防动脉粥样硬化，延年益寿，故山楂被人们视为"长寿食品"。

❀ 芋头

芋头又称芋、芋艿，天南星科植物的地下球茎，形状、肉质因品种而异，通常食用的为小芋头。芋头味甘辛、性平，归胃经；具有补中益肾、通便、益胃健脾等功效。芋头中富含钙、钾、镁、铁、烟酸、皂角苷等多种成分。其丰富的营养价值，具有增强人体的免疫功能的作用。

Part 11
十一月：食品安全新知

十一月之时，万物都准备蛰伏过冬，

外界阴气极盛，人体阳气容易受损，

这时需摄入高热量、高蛋白质的食物，

同时还需多吃新鲜水果和蔬菜。

此外，"食品安全大于天"，

老年人更需注意食品安全问题，

注意区分食材的成分及好坏，

认清食材的来源，看懂食物的标签，

选取新鲜健康的食材。

1. 食品的等级分类

> 由于无公害农产品、绿色食品和有机食品产生的背景、追求的目标和发展的过程不同，形成了各自典型的特征。

无公害农产品是指生产过程中在一定程度上限制使用农药和化肥，也不能使用国家禁止的高毒、高残留农药。而绿色食品是指按照绿色食品标准生产，严格限制使用农药和化肥，比无公害食品高一个等级。至于最高等级的有机食品，则在生产过程中完全禁止使用任何化学药物、人工添加剂或转基因生物。有机农业不仅禁止化学品，更需要遵循国际有机农业四大原则（健康、生态、公平、关爱），以这个标准去保持环境及人类的健康，使整个生态环境能够健康持续发展。

无公害农产品定位于规范农业生产、保障基本安全、满足大众消费；绿色食品定位于提高生产水平、满足更高需求、增强市场竞争力；有机食品定位于保持良好生态环境、人与自然和谐共生。

无公害农产品认证采用相关国家标准和农业行业标准，其中产品标准、环境标准和生产资料使用准则为强制性标准。我国的"有机产品标准"已经出台。

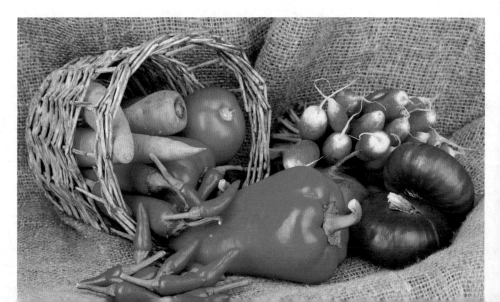

2. 哪些食品易藏有致癌物

> 癌症发病率逐年上升，其中一个重要原因就是现代人的饮食习惯出现了问题，许多被人们认为是"美味"的食物，其实都含有致癌物质，因此应适量食用。

日前，专家们公布了一份最容易致癌的食品"黑名单"，对于这些食物，最好少吃为妙。

❀ 口香糖

口香糖中的天然橡胶虽无毒，但制作过程中所用的白片胶含硫化促进剂、防老剂等添加剂，容易刺激肠胃，引起不适。而口香糖中的代糖阿斯巴甜也是致癌物。

❀ 油条、河粉

油条、河粉在制作过程中都必须添加明矾，如果常吃这些东西，易导致贫血、骨质疏松症、老年痴呆症。炸油条所重复使用的油亦伤害人体健康。

❀ 皮蛋

有些皮蛋中含有一定量的铅，常食会导致铅中毒。铅中毒时的症状为失眠、贫血、好动、智力减退等。

❀ 臭豆腐

臭豆腐在发酵过程中极易被微生物污染，它还含有大量的挥发性盐基氮和硫化氢等，是蛋白质分解的腐败物质，对人体有害。

❀ 爆米花

制作传统爆米花的高压转锅含有铅，在高压加热时，锅内的一定量铅会熔化，一部分铅会变成铅蒸汽和烟，污染原料，因此不宜经常食用。

3. 砧板易藏污纳垢

> 日前，网络上流传"砧板用久了会滋生各种霉菌，轻者可能导致感染性腹泻、呕吐等消化系统疾病；严重发霉的案板会滋生'黄曲霉素'，能让全家致癌"。事实真的是这样吗？

黄曲霉是一种霉菌，它产生毒素需要一定的条件，比如20℃上的温度、潮湿的环境、合适的营养。黄曲霉最喜欢的食物是大米、小麦、玉米、花生等，一般砧板上不会有这么丰富的营养，不会轻易产生毒素。

无论砧板上长出来的是哪种霉菌，看上去"发霉"的感觉还是不太好，预防总是对的。绞杀霉菌的绝技就是反其道而行，如让砧板保持干燥，要选不易吸水的材质，比如塑料或竹质砧板；砧板用完后要彻底清洗、晾晒，不要有食物残留。

4. 炊具的选购也有学问

> "吃出来的健康"早已是大家公认的道理。可是你和家人每天都用的锅是否健康安全？看看下面几类锅具，你的厨房里有几样。

不锈钢锅：不锈钢锅分很多等级。有些不合格的不锈钢锅来源为废金属，导热能力差，食物易粘锅、烧焦，难以清洗。

铸铁锅：铸铁是所有金属中毛细孔最多的材质，油脂在锅中会腐臭，对身体健康造成威胁。

瓷、珐琅锅：食物易粘锅、烧焦；含有铅，会造成重金属中毒。

铝锅：所有的蔬菜于铝质产品中加热会产生氢氧基毒素，此毒素会中和胃酸，导致胃肠不适。

因此，我们在购买以上炊具时，一定要选择正规厂家的产品。

5. 食品安全问题

> 近年来，食品安全问题是全国人民关注的焦点。食品安全不仅仅是食品加工、烹饪等环节容易出现问题，而且从田间的农业生产到食品运输、食品销售、食品加工烹调以及餐桌安全产业链等环节都容易出现问题。

田间农业生产： 石油化工产品，如农药、化肥、除草剂等的过度使用，是造成农产品生产过程中食品安全问题的主要原因。此外，大气污染、水污染、固体废弃物污染等环境问题也会对农业生产产生直接的影响。

食品运输： 食品装箱运输之前可能会用到一些禁用的防腐剂、保鲜剂等药物，可能导致污染。

食品加工烹调： 有些食品生产厂家可能会违法使用添加剂；食品烹调最常见的问题是使用劣质油。

6. 少买小摊上的食品

> "路边摊食品"向来是大家的最爱，尽管它本身可能存在着各种食品卫生安全隐患，但丝毫不影响大家对它的热爱。但是，为了身体健康考虑，还是要提醒大家，路边摊食品不能乱吃。

路边摊食品"四宗罪"：

（1）未经卫生部门批准，路边摊食品暴露在马路边上，其卫生状况毫无保证。

（2）摊主无健康证不说，不讲究卫生是普遍现象。

（3）路边摊食品摊主卫生安全意识差，各类用具基本不清洗，更别提消毒了。

（4）制作原料、调料等多为低劣产品。路边摊摊主为了节约成本，很难用正规的食品原料来制作食品。

7. 立冬节气的饮食

> 立冬，是二十四节气之一，也是汉族传统节日之一，作为干支历戌月的结束以及亥月的起始；时间为公历每年11月7~8日，即太阳位于黄经225°。

在食俗方面，立冬有吃倭瓜、吃饺子的风俗。冬季饮食之味宜减咸增苦，因为肾主咸味，心主苦味，咸能胜苦，故以补心气、固肾气为主。饮食宜温热，但不可过热。忌食生冷和黏硬食物，以防损伤脾胃。早上可煨生姜服少许，以祛风御寒。还要注意维生素A、维生素B$_2$、维生素C的摄取，可适量食用胡萝卜、油菜、菠菜、绿豆芽、枣、核桃仁等。阴虚之人应适当多食些羊肉、鸡肉、鹅肉，以补虚益气、养胃生津。

8. 要学会鉴别畜肉优劣

> 市场上常有一些不法肉贩将劣质或变质畜肉以次充好出售，消费者若不注意鉴别，往往会上当受骗。如何鉴别肉的质量呢？这里介绍一个"一嗅、二压、三观察"的鉴别鲜肉质量的口诀。

一嗅：即用鼻子闻肉的气味。新鲜肉气味较纯正，无腥臭味；有氨气臭味或酸味的肉则为劣质肉。

二压：即用手指轻轻按压肉的表面，按压后的凹痕可迅速恢复原状的，是新鲜好肉；凹痕恢复较慢或不能完全复原，则属劣质肉。

三观察：仔细观察肉的色泽。首先看肌肉，新鲜的肉有光泽而红色均匀；肉色稍暗的为劣质肉。然后看脂肪，脂肪洁白、光润油腻的是鲜肉；脂肪无光泽或呈灰绿的属劣质肉。

9. 鸭肉比鸡肉健康

市场上买的鸡肉和鸭肉一般都是养殖场生产的，媒体常常爆出这些肉类有存在的一些问题。相对来说，鸭肉比鸡肉更健康。

这要从它们的养殖方式说起。鸡只能生活在陆地上，而且有很多养殖场主会将鸡固定在很小的空间里圈养，鸡缺乏运动，每天只能吃饲料。鸭子则必须生活在有水的地方，即使圈起来，空间也比较大，每天吃完饲料，还可以到水里运动运动，而且还能在水里找点小鱼或小虫子吃，补充一些营养。为了赚更多的钱，养殖场主还会增加养鸡场的养殖密度，这样鸡群很容易得传染病，场主为了减少损失就会用很多抗生素。而鸭子的养殖密度不大，平时运动也较多，相对得传染病的机会较少，因此也就比较少用抗生素了。

所以无论是从营养还是从药物残留方面讲，鸭肉都比鸡肉要营养、安全。

10. 有人造鸡蛋吗

美国的人造鸡蛋，其外壳用一种无毒的塑料制成，蛋黄用玉米面、牛奶、维生素和人体所需要的矿物质混合而成的。这种人造鸡蛋营养齐全，老年人及心脏病患者食用都有益处。

中国的所谓"人造鸡蛋"，是由各种添加剂制成的，包括海藻酸钠、食用明胶、葡萄糖酸内脂、赖氨酸、白矾、食用色素等，基本不具备营养成分，而且对身体有害。由于这种人造鸡蛋吃起来像果冻，口感差，卖不动。另外，虽然假鸡蛋使用的原料成本很低，但由于制作过程复杂，人工成本相当高，大批量生产不太可能。所以，要人工造出鸡蛋还不如养鸡生蛋，我们在市场上买鸡蛋无须担心会买到人造鸡蛋。

11. 生活中的食品安全常识

> 现在市场上可供选择食物比较丰富，但是细菌和病毒的繁殖和传播也特别快，因此要特别注意预防食物中毒。

一般来说，易导致食物中毒的食品以冷荤、凉菜、剩米饭和肉制品等为主，海鲜类食品、扁豆、新鲜腌渍的咸菜也容易出现这一问题。但是，只要你注意饮食卫生，讲究科学进餐，就可以轻松避免不必要的麻烦。具体来讲，应从以下几个方面预防食物中毒：

❀ 防止蔬菜农药残留

购买蔬菜时最好去正规市场。蔬菜烹饪前要充分洗净。另外，用淘米水清洗蔬菜，可以有效清除残留农药。新鲜蔬菜要及时吃掉，尽量不要储存，以免产生亚硝酸盐等有毒物质。

❀ 少吃半成菜品

很多餐馆为了上菜更快，会把一些菜先煮熟或制成半熟，上菜前加工一下，这样很难保证细菌都杀灭了。所以，到餐馆就餐，少点这种半成品加工的菜品。

❀ 少买街头饮品

街头饮料小店卫生堪忧，用料简陋，所用的冰多是自来水冻成的，带有大量的细菌和其他有毒物质。大量食用后极易造成食物中毒或其他病症的发生。

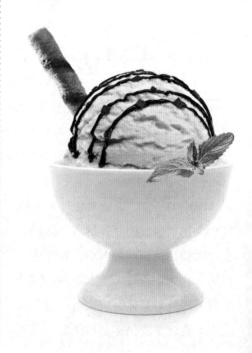

12. 蛋制品哪种更安全

> 蛋制品包括以鸡蛋、鸭蛋、鹅蛋或其他禽蛋为原料加工而制成的食品。

一般说来，按照合格的生产流程来生产的蛋制品都是安全的。但是，有些不法商家在生产皮蛋的时候会使用氧化铅来改善皮蛋的口感。因为氧化铅主要成分是重金属铅元素，所以过多食用这种皮蛋会有害健康。毛蛋因为含有大量的细菌，除大肠杆菌、伤寒杆菌、葡萄球菌、变形杆菌、沙门氏菌外，还有寄生虫、寄生虫卵等，人吃后极易导致中毒、过敏。而咸蛋因为含有较多的盐分，也不适合多吃，尤其是患有心脑血管疾病和糖尿病等慢性病的中老年人。

所以，皮蛋、咸蛋这两种蛋制品要少吃，毛蛋尽量不吃。其他蛋制品只要是合格的产品就可以放心食用。

13. 奶类制品的安全选购

> 奶类及其制品是老弱妇孺和病人比较理想的食品，但是极易腐败变质。鉴别奶及奶制品的卫生质量，可按以下方法进行。

鲜奶： 正常感官性状呈白色或稍带黄色的均匀混悬液体，无凝块、无杂质，有微甜和鲜奶独特的芳香气味。如果发现奶的颜色变灰、变黄或变红色，有酸味，出现凝块或沉淀时，说明奶已经变坏了，不能饮用。

奶粉： 正常感官性状应为淡黄色、粉状，颗粒较小并均匀一致，无结块和异味。选购奶粉时，应检查包装是否严密，若不严密时，奶粉容易潮解。另外要注意查看保质期。

酸牛奶： 正常的酸牛奶，其颜色与鲜奶一样，凝质、均匀，有清香纯正的乳酸气味，无气泡。

14. 看懂食品标签

> 我们在购买食品的时候，往往会注意上面贴着的标签，可是你知道怎样看标签吗？看食品标签的方法分以下几步。

第一步：看日期。 过期的食品不能买。另外，有些不法商家会把某些保质期短的食品的生产日期写得比较靠前，这种产品很可能是有问题的。

第二步：看配料表。 食品添加剂虽然不是绝对有害的，但是超量食用食品添加剂的话，也会给人体带来危害，所以选择食品时，还是选择食品添加剂越少的越好。

第三步：看营养成分表。 各种营养素种类越全、比例越均衡的越好，按需求购买。

第四步：看安全标识。 认准绿色、无公害、有机的食品标识，这些有认证的食品比普通食品更安全可靠。

第五步：看特殊标识。 有一些保健品是一定要看特殊标识的，比如功效和含量，最重要的是适应人群。此外，也要看食品的实际性状是否正常，若受潮溶解很可能是包装不密封。

15. 包装肉类、罐头问题多

> 随着技术水平的进步，现今，将肉类包装起来，或用罐头装起来，既方面贩卖，又十分便民。但它却有两个问题亟待解决。

常见问题一： 保质期未过，包装却胀袋，产品变质。如果包装的整体密封性不理想，易发生食品泄漏或被污染等问题。

常见问题二： 保质期未过，包装完好，产品变质。虽然这种状况出现的次数不多，但确实需要生产企业对此提高警觉性。这种状况的出现主要是由于肉类罐头真空包装的阻隔性能不理想而导致的。

16. 不要吃野生蘑菇

生活中经常有食用野生蘑菇导致中毒的事件被报道，这应该引起我们的注意。虽然有些野生蘑菇无毒，而且很美味，但是目前还没有准确的方法可以鉴定出是否有毒，所以尽量不要吃野生蘑菇。

毒蘑菇毒性成分复杂，中毒表现各异，主要有恶心、呕吐、流涎、流泪、精神错乱、急性贫血、黄疸、脏器损害等症状，严重者可导致死亡。食用毒蘑菇中毒症状严重，发病急，死亡率高。目前，毒蘑菇中毒尚无特效疗法。

消费者不要轻信民间或网传的一些没有科学依据的毒蘑菇鉴别方法，不采食野生蘑菇或来源不明的蘑菇，也不要购买个人采摘售卖的蘑菇。此外，对于市场上售卖的野生蘑菇，也不能放松警惕，尤其是没吃过或不认识的野生蘑菇，不要轻易食用。

17. 小雪节气的饮食

小雪，二十四节气之第二十个节气，一般在每年公历的11月22日，太阳到达黄经240°时，表示开始降雪，雪量小，地面上无积雪。

古籍《群芳谱》中说："小雪气寒而将雪矣，地寒未甚而雪未大也。"这就是说，到小雪节气由于天气寒冷，降水形式由雨变为雪，但此时由于"地寒未甚"故雪量还不大，所以称为小雪。

小雪后气温急剧下降，天气变得干燥，是加工腊肉的好时候。此外，南方有做糍粑、台湾有晒鱼干、土家族有吃"刨汤"等习俗。小雪天气寒冷，是心脑血管疾病高发的时期，应多食保护心脑血管的食品。

18.买鱼有什么诀窍

> 平日里，我们到超市或菜市场去买鱼，买回家后或蒸或烧，厨艺颇好，但做出的鱼的味道却并不好，这是什么原因呢？其实，很可能是鱼本身并不新鲜。那么，怎样才能选购到新鲜的鱼呢？

❁ 活鱼的选购方法

质量优良的活鱼好动，反应敏锐，身体各部分无伤残病害，体表有一层清洁透亮的黏液，俗称"宝色"。若活鱼行动迟缓，不能立背游动，身上有伤残、缺鳞或外形不正常的均为次品。

❁ 冻鱼的选购方法

鱼外表： 质量好的冻鱼，色泽鲜亮，鱼鳞无缺，肌体完整。质次的冻鱼，皮色灰暗、无光泽，体表不整洁，鳞体不完整。

鱼眼： 质量好的冻鱼，眼球凸起、清亮、黑白分明，洁净无污物。若眼球下陷、无光泽的为次品。

鱼肛门： 这是选择冻鱼的一项主要指标。如果鱼体内部不新鲜，鱼肛门会表现松弛、腐烂、红肿、突出，肛门的面积大或有破裂。而新鲜鱼的

肛门完整无裂，外形紧缩，无黄、红等颜色。

❁ 冰鲜鱼的选购方法

鱼眼： 新鲜的鱼眼球凸起，黑白分明，表面发亮。不新鲜的鱼，眼球下塌、混浊、有白蒙。腐败的鱼眼浑浊呈红色，有的鱼眼瞎瘪。

鱼鳞和鱼皮： 新鲜鱼的鳞片紧贴鱼皮，不易掉鳞和破皮。质次的鱼鳞片易脱落。

鱼外形： 鱼体如瘫痪变形，鱼肚膨胀，肛门周围突出、不清洁或腐败有红色液体的为质次和变质鱼。

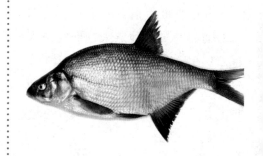

19. 常用的食物杀菌消毒方法

日常生活中，细菌无处不在。有一句老话儿讲"病从口入"，因此，我们必须注意日常饮食，其中也包括对食材的杀菌处理。你知道常用的食物杀菌消毒方法有哪些吗？

❀ 超高压杀菌技术

食品超高压杀菌就是食品物料以某种方式包装完好后，放入液体介质中，100~1000兆帕压力下作用一定时间后，使之达到灭菌的要求。

❀ 低温杀菌

低温杀菌是对食品中存在的微生物进行部分杀菌的加热方法。通常使用100℃以下的温度。该方法主要适用于pH值在4.5以下的酸性食品及采用较强加热处理会明显导致品质降低的食品。近几年，对牛奶及保存期较短的商品也采用该法。

❀ 巴氏杀菌

巴氏杀菌是一门古老的技术，由19世纪法国医生巴斯德首创，至今仍有一定的应用价值。

❀ 超高温瞬间杀菌

超高温瞬间杀菌是指加热温度为125~150℃，加热时间2~8秒的杀菌方法。

❀ 微波杀菌

微波杀菌是将食品经微波处理后，使食品中的微生物丧失活力或死亡，从而达到延长保存期目的的一种杀菌方法。

❀ 紫外线杀菌

紫外线的杀菌作用在于促使细胞质的变性。当微生物细胞吸入紫外线后，由于产生光化学作用引起细胞内成分，特别是核酸、原浆蛋白等发生化学变化，使细胞质变性。

❀ 臭氧杀菌

臭氧杀菌是利用臭氧的强氧化性来杀灭细菌的方法。

20. 怎样鉴别地沟油

通俗地讲，地沟油可分为以下几类：一是狭义的地沟油，即将下水道中的油腻漂浮物或者将宾馆、酒楼的剩饭、剩菜（通称泔水）经过简单加工、提炼出的油；二是劣质动物肉、内脏等加工以及提炼后产出的油；三是反复用于油炸食品的油再被使用或往其中添加一些新油后重新使用的油。

长期摄入地沟油，易患胃肠炎，并会导致肝、心和肾等部位病变。此外，地沟油受污染产生的黄曲霉毒素不仅易使人罹患肝癌，在其他部位也可能会生长肿瘤。

目前，尚无鉴定地沟油的科学方法，不过坊间流传有简单的鉴别方式：

看颜色。正常的油是透明状，而地沟油有多种化学成分，呈现出混浊和不透明的状态，瓶底可能还有沉淀。

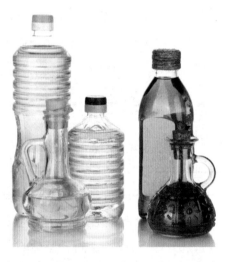

闻气味。正常的油会有油脂本身的香味，地沟油闻起来有酸味或怪味。

尝味道。用筷子蘸一滴油到手掌心，轻轻搓，再用舌尖舔一下，正常的油尝起来会有香味，但是地沟油尝起来有酸苦味。

食用后。吃了用地沟油做的菜，肚子会有胀胀的、消化不良的感觉。这个方法可能不应该叫作鉴别方法，因为要先吃进去才可能有不适的反应。去外面吃饭应当少去路边摊和小餐馆，多选择比较大的、有品牌、口碑好的餐馆。路边摊为了节约成本，常用地沟油。大餐馆采购食用油有正规渠道，一般可以比较放心。

21. 加工食品中的反式脂肪酸

> 各种加工食品中含有的有害物质除了少量的致癌物、违法添加的食品添加剂，更多的是反式脂肪酸。反式脂肪酸是相对于顺式脂肪酸而言的，能够对人体健康产生不良影响。

日常生活中，含有反式脂肪酸的食品很多，诸如蛋糕、饼干、面包、沙拉酱、炸薯条、炸薯片、爆米花、巧克力、冰淇淋、蛋黄派等，凡是松软香甜、口味独特的含油脂类食品，都含有反式脂肪酸。反式脂肪酸对健康有很大危害，包括以下几个方面：

（1）增加血液黏稠度和凝聚力，加快血栓形成。

（2）提高低密度脂蛋白，也就是"坏脂蛋白"，降低高密度脂蛋白，也就是"好脂蛋白"，加速动脉粥样硬化形成。

（3）诱发2型糖尿病。

美国一项大型营养研究证明，反式脂肪酸的摄入量越高，患心脏病的风险就越大。

反式脂肪有多个名字，食物配料表中的氢化植物油、植物奶油、起酥油、人造黄油等都指的是反式脂肪，它具有改善食品品质和延长食品保存期的作用。目前，我国食品法还没有规定不准使用反式脂肪。所以，为了自身和家人健康，应该尽量少吃这些食物。

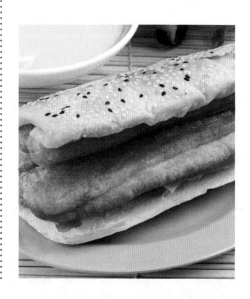

老年人
营养365

22. 食品添加剂

> 食品添加剂是指为改善食品品质和色、香、味，以及为防腐和加工工艺的需要而加入食品中的化学合成物质或者天然物质。

事实上，除了真正的天然野生食物，所有经过人类加工的食品中，大概没有什么是不含添加成分的。如果没有食品添加剂，就不会有这么多种类繁多、琳琅满目的食品；没有食品添加剂，食物就不能被妥善的制作或保存。

中国和大多数国家一样，对食品添加剂都实行着严格的审批制度。凡是已被批准使用的，其安全性绝对没问题。

现阶段，天然食品添加剂的品种较少，价格较高；人工合成食品添加剂的品种比较齐全，价格低。后者的毒性大于前者，特别是合成食品添加剂质量不纯，混有有害杂质，或用量过大时容易对机体造成危害。

当前，食品添加剂所带来的种种问题，大都是因为人为的不当、违规使用引起的。而食品添加剂和非法添加剂是两个不同的概念，所以"食品添加剂已经成为食品安全的最大威胁"的说法是不准确的。

常用的添加剂包括：为改善品质而加入的色素、香料、漂白剂、增味剂、甜味剂、疏松剂等；为防止食品腐败变质而加入的抗氧化剂和防腐剂；为便于加工而加入的稳定剂、乳化剂、消泡剂等；为增加食品营养价值而加入的维生素、氨基酸、矿物质等营养强化剂。

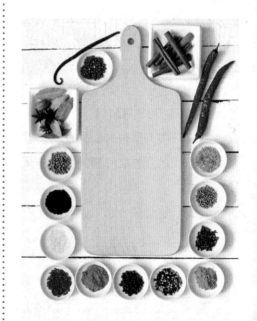

23.十一月应季食物

> 十一月是冬天正式来临的时候，包含有"立冬"和"小雪"两个节气。此时，自然界表现为阴盛阳衰，气温降低，寒气袭人，人体阳气容易受到损伤，所以应吃些补充阳气的食物。

❀ 甘蔗

甘蔗水分充足，而且性温和，可治疗肺热咳嗽、气喘痰多、口干咽燥等症状。甘蔗含有丰富的纤维，对治疗胃灼热、呕吐、肠燥便秘、消化不良也有一定的疗效。

❀ 苹果

苹果中含有较多的儿茶素、花青素、苹果酸、柠檬酸、膳食纤维等成分，能增强免疫力、美白、缓解疲劳，还能促进肠蠕动，改善消化功能。

❀ 柚子

柚子不仅味美，还富含维生素C及其他多类营养素。另外，柚子的食疗功效也不少，具有生津止渴、开胃去火、化痰止渴、降血糖的作用。柚子包含有机酸，大多数为枸橼酸，具有缓解疲劳的作用。

❀ 南瓜

南瓜含有丰富的维生素A及矿物质，以及人体必需的8种氨基酸和儿童必需的组氨酸、叶黄素，以及磷、钾、钙、镁、锌、硅等营养素。

多食南瓜可以有效防治高血压、糖尿病，能预防肝脏病变，提高人体免疫力。南瓜还可以预防脑卒中，因为南瓜含有大量的亚麻酸、软脂酸、硬脂酸等甘油酸，均为良性油脂。另外，南瓜子富含锌，常食可预防男性前列腺疾病。

❀ 油菜

油菜富含多种维生素和矿物质，对预防皮肤干燥及角化大有裨益，具有很好的美容效果。此外，油菜还具有行血、破气、消肿、散结等功效，在寒冷的冬季食用，可行气活血，暖身御寒。

Part 12

十二月：长寿
食补良方

十二月温度下降明显，天寒地冻，
此时阴气由盛转衰，阳气开始回升，
正是进补的大好时节。
本章通过若干食补良方和推荐滋补食材，
助你增强免疫力，调养精神，强化体魄，
让你既能远离疾病的侵扰，
又能健康地活到天年。

1. 缺营养容易衰老

> 　　疲劳、乏力、健忘、血压高，这些症状伴随着快节奏生活下的现代人。美国《预防》杂志最新报道，一旦出现这些衰老症状，第一要休息，第二要及时补充营养。

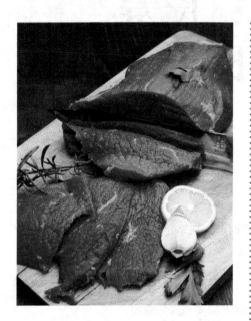

浑身没劲：需补维生素B_2。疲劳是缺乏维生素B_2的典型症状，常见于动物蛋白摄入过少的人群。富含维生素B_2的食物有鱼、蛤、牡蛎、贻贝等海鲜，瘦牛肉、瘦猪肉、鸡肉及强化谷物等。

除了维生素B_2，其他B族维生素也是重要的抗衰老营养素，很多人借助它来改善情绪、体力、注意力、反应力和记忆力等。B族维生素是水溶性的，会随体液排出，所以人体极易缺乏。主要食物来源是动物肝脏、酵母、小麦胚芽和米糠等。

关节疼痛：需补锰和铜。俄克拉荷马州萨帕尔帕健康研究中心主任戴尔·彼得森博士表示，锰和铜有助于保持骨骼灵活性。

健忘：要补$\Omega-3$脂肪酸。亚利桑那大学综合医学中心主任安德鲁·威尔博士表示，$\Omega-3$脂肪酸对大脑极为重要，摄入量不足会导致脑力下降，记忆力减退。它对神经及心血管系统的健康极为重要，能提高认知能力，降低心脏病、脑卒中和癌症的发病率。它的最重要的两种成分是EPA和DHA，主要食物来源是鱼类和核桃等，一般大型深海鱼类中这两种成分的含量都很丰富。

2. 多喝果蔬汁，排毒养颜

> 喝果蔬汁对于我们来说是平常的事情，既有着酸甜的口感，又相对含有较好的营养物质。果蔬汁调制简单，有益健康，成本低廉，最重要的是口感很好。那么，新鲜的果蔬汁到底对我们的身体有何好处呢？

果蔬汁里的维生素、矿物质有解毒作用。细胞只有进行正常的新陈代谢，我们的身体才会保持健康。各种毒素如果侵入人体，会使细胞变形或受到破坏，而且对细胞的再生和正常的新陈代谢有妨碍作用。但长时间喝新鲜果蔬汁的话，蔬菜汁里的维生素、矿物质等物质会分解和排除体内的毒素。

果蔬汁中的无机碱类和生物碱、酸成分会把肠管里的排泄物分解排泄掉，使肠管吸收的毒素减少，皮肤也会变好。

3. 大雪节气的饮食

> 每年公历12月7日或8日，太阳黄经达255°时为二十四节气之一的"大雪"。大雪，顾名思义，雪量大。古人云："大者，盛也，至此而雪盛也。"到了这个时段，雪往往下得大，范围也广，故名大雪。

大雪是"进补"的好时节，素有"冬天进补，开春打虎"的说法。冬令进补能提高人体的免疫功能，促进新陈代谢，使畏寒的现象得到改善。此时宜温补助阳、补肾壮骨、养阴益精。冬季食补应供给富含蛋白质、维生素和易于消化的食物。大雪节气前后，可多吃柑橘类水果。

可常喝姜枣汤抗寒；吃橘子、用薄荷油能防治鼻炎，消痰止咳。大雪的时候吃火锅也是个不错的选择。

4. 冬季滋补好食材

俗语说"冬令进补，春天打虎"，这是一种形象的说法，意思是在冬天通过调补，能使"精气"储存于体内，到了来年春天就不容易得病。而冬令进补，膏方则是首选，是"治未病"的好方法。

常用的滋补食材有猪肉、牛肉、羊肉、母鸡、鹅、鸭、鳖、海参等；滋补药物有熟地黄、阿胶、鳖甲、鹿角胶以及各种补膏，如十全大补膏、洞天长春膏等。由于这些补品、补药都会增加消化道负担，有的还偏于温性，所以在夏季一般很少服用。

黄酒是冬季的滋补佳品。它是世界上最古老的酒类之一，含有18种氨基酸，这在世界营养酒类中是少见的。中医认为，黄酒性热、味甘苦，有通经络、行血脉、温脾胃、润皮肤、散湿气等治疗作用。

墨鱼也是适合冬季滋补的食物。墨鱼营养丰富，每百克肉含蛋白质13克，脂肪仅0.7克，还含有糖类和维生素A、B族维生素及钙、磷、铁等人体所必需的物质，是一种高蛋白低脂肪滋补食品。

上述食材的补益作用较强，对比较严重的体质虚弱者有很好的调治作用。不过，在服用时要特别注意以下两点：适量服食，不要过量；胃口不好、舌苔厚腻，或发热、腹痛泄泻时不宜服食。

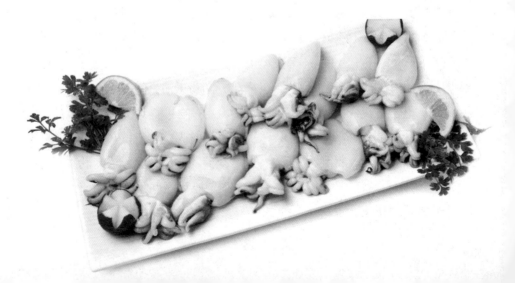

5. 冬季进补的原则

> 精气不足，当然需要进补，但也不能乱补，需要遵循以下几点原则，否则不但无效，反而可能造成反面效果。

❀ 补气先重脾胃

气虚之证，有脾胃气虚与心肺气虚等类型。补气的药物有健脾胃的，有养心肺的，应随意选择。中医学认为："脾胃为气血生化之源。"也就是说补药效用的产生，首先要依靠脾胃的消化吸收，施布于全身。因此，补气先重脾胃。应用补血、养阴、助阳各类药物时，也要考虑这一点。

❀ 补血必须补气

中医学认为：气与血两者之间，关系非常密切。"有形之血，不能自生，生于无形之气"，从而提出"气能生血"的论点。因此，补血必须补气。加之补血药物效用的产生，也要靠脾胃的功能健旺。故当归补血汤中用当归补血，配上黄芪补气以生血，就是这个道理。

❀ 养阴宜用清补

阴虚证的表现，多见热象，如舌红、口干、口渴等。养阴的药物，大多属于凉性，既可滋养阴津，又有清热的作用。所以说，养阴宜用清补。如果误用温热性的补药，不但会助长热象，而且会进一步加重阴虚。

❀ 助阳宜用温补

阳虚证的表现，多见寒象，如舌淡、苔白、怕冷等。助阳的药物，大多属于温性，既可以振奋阳气，又有祛除寒象的作用。所以说，助阳宜用温补。如果误用寒凉性的补药，会使阳气更虚，寒象更加显著。

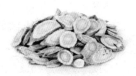

6. 冬季饮食需注意

> 严冬季节，气温骤降，寒气逼人，人体的基础代谢和一切生理活动都需要更多的热能来维持。同时，冬天又是"收藏"之季，进入机体的养分容易被吸收，为来年的"春生夏长"做好准备。

冬季饮食要有足够的营养，热量要充足，以适应自然气候变化的需要。冬季是饮食补养的最好季节，作为产热高和温热性的食物，主要有羊肉、牛肉、鸡肉、虾仁、桂圆、红枣等，这些食物对于素体虚寒、阳气不足者尤其有益。为使"阴平阳秘"，冬季还宜配食鳖、龟、鸭、鹅、莲藕、木耳等护阴之品，尤其是中老年人，以求阴阳平衡。"黑色食品"能益肾强身，如黑米、黑豆、黑芝麻、黑枣、黑木耳、黑菇、乌骨鸡、海带、紫菜等，冬天食用正合时宜。

7. 冬季要多吃蔬菜

> 冬季饮食的营养特点，即增加热量。在三大产热营养素中，蛋白质的摄取量可保持在平常的需要水平；矿物质应保持平常的需要量或略高一些；维生素的供给，应特别注意增加维生素C的供给量。

冬季可多食白萝卜、胡萝卜、土豆、菠菜等蔬菜，以及柑橘、苹果、香蕉等水果，同时增加动物肝、瘦肉、鲜鱼、蛋类、豆类等食物以保证身体对维生素的需要。

冬季时令蔬菜一般有胡萝卜、花椰菜、大白菜、豌豆、茼蒿、茄子、油菜、油麦菜、芹菜、菜心、芥菜、菠菜、芥蓝等。多吃这些时令蔬菜，不仅能保证新鲜，还可以让我们的身体得到充足的营养，抵御疾病和寒冷。

8. 适当补充营养素有必要

> 现在的食物生产周期缩短，大部分都缺乏营养，如蔬菜水果的生长过程中会大量使用催熟剂，造成食物中的营养比较缺乏，畜、禽、鱼等动物饲养的时间也越来越短，造成的后果就是动物自身营养不良。

所以，我们即使吃得很丰盛，获得的营养也可能是不够的。只能通过补充一些营养补充剂来获取足够的营养，中老年人才能更长寿。

营养补充剂可以由氨基酸、多不饱和脂肪酸、矿物质和维生素组成，或仅由一种或多种维生素组成，也可以是由一种或多种膳食成分组成。其中除氨基酸、维生素、矿物质等营养素之外，还可以有草本植物或其他植物成分，或以上成分的浓缩物、提取物或组合物组成。

9. 人参补气又增寿

> 人参，又称为亚洲参，在中国东北土名"棒槌"，是具有肉质的根，可药用。人参属于五加科，主要生长在东亚，特别是寒冷地区。

人参之所以很稀奇、很名贵，主要是与它的药用价值有关。在很早的医书《神农本草经》中就认为，人参有"补五脏、安精神、定魂魄、止惊悸、除邪气、明目开心益智"的功效，"久服轻身延年"。人参的主要活性成分为人参皂苷，对调节人体的中枢神经系统、调节物质代谢等有明显功效，对神经系统、内分泌系统及生殖系统等疾病也有治疗作用。其他营养成分包括B族维生素、维生素C、有机酸、类固醇及其苷类等。因此，人参有强身健体、益寿延年的效果。

10. 灵芝延年益寿功效多

> 灵芝，外形呈伞状，菌盖呈肾形、半圆形或近圆形，为多孔菌科真菌灵芝的子实体。具有补气安神、止咳平喘的功效，用于眩晕不眠、心悸气短、虚劳咳喘等症。

灵芝含氨基酸、多肽、蛋白质、真菌溶菌酶，以及糖类（还原糖和多糖）、麦角类固醇、三萜类、香豆精苷、挥发油、硬脂酸、苯甲酸、生物碱、维生素B_2及维生素C等；灵芝孢子还含甘露醇、海藻糖。具有保肝解毒、降血糖、防治心脑血管疾病、抗衰老（减少皱纹、色斑）等重要功效。

中医认为，灵芝性温，味微苦涩，入心、肺经，能补心血、益心气、安心神。据《神农本草经》记载："赤芝，味苦平。主胸中结，益心气，补中，增慧智，不忘。久食，轻身不老，延年神仙。一名丹芝。"

11. 枸杞子填肾精又补肝血

> 枸杞是茄目茄科枸杞属的植物，果实称枸杞子，嫩叶称枸杞头。根据产地的不同可分为宁夏枸杞和中华枸杞两类，主要的药用种类为宁夏枸杞。

枸杞子味甘，性平，归肝经、肾经、肺经，具有养肝、益肾、润肺等功能。主治肾虚骨痿、阳痿遗精、久不生育、血虚萎黄、产后乳少、目暗不明、内外障眼、内热消渴、劳热骨蒸、虚痨咳嗽、干咳少痰等病证。用法用量：内服，煎汤，5~15克；或入丸、散、膏、酒剂。

枸杞子含胡萝卜素、B族维生素、维生素C、钙、磷、铁等，有降血糖、降血脂、提高免疫力、预防肿瘤和延缓衰老等作用。

12. 蜂王浆助你健康长寿

> 蜂王浆，又名蜂皇浆、蜂皇乳、蜂王乳，是蜜蜂巢中培育幼虫的青年工蜂咽头腺的分泌物，也是蜂王终身的食物。蜂王浆就像哺乳动物的乳汁，极具营养价值，能提高人体免疫功能。

普通蜜蜂只吃3天的蜂王浆，寿限在1~6个月，而蜂王因一直食用蜂王浆一般能活5~7年。可见蜂王浆的益寿作用是很强大的，我们人类常吃蜂王浆也有很好的保健功效和益寿功效。

蜂王浆性平，味甘、酸。入脾、肝、肾经。蜂王浆含有蛋白质、脂肪、糖类、维生素A、B族维生素及肌醇。还有类似乙酰胆碱样物质，以及多种人体需要的氨基酸和生物激素等。具有提高免疫力，防治心脑血管疾病、贫血，消炎、止痛、促进伤口愈合、预防癌症等功效。

13. 甲鱼滋阴补肾可增寿

> 甲鱼又称鳖或团鱼，是一种卵生两栖爬行动物，其头像龟，但背甲没有乌龟般的条纹，边缘呈柔软状裙边，颜色墨绿。甲鱼是长寿的动物，常吃甲鱼肉也可以益寿。

甲鱼肉具有鸡、鹿、牛、羊、猪5种肉的美味，故素有"美食五味肉"的美称。它不但味道鲜美、蛋白质含量高、脂肪含量低，而且是含有多种维生素和微量元素的滋补珍品，能够增强身体的抗病能力，同时能调节人体的内分泌功能，也是提高母乳质量、增强婴儿免疫力及智力的滋补佳品。

甲鱼肉性平、味甘，归肝经。具有滋阴凉血、补益调中、补肾健骨、散结消痞等作用，可防治身虚体弱、肝脾肿大、肺结核等症。

14. 黄芪补气生阳助长寿

> 黄芪，又称北芪或黄耆，常用中药之一，为豆科植物蒙古黄芪或膜荚黄芪的根。

黄芪也叫"黄耆"，是著名的补气良药，对人体具有强壮作用。中医认为黄芪性温、味甘，有补气升阳、固表止汗、排脓生肌、消肿利尿的功效。主治体虚自汗、劳倦内伤、便溏腹泻、气虚浮肿及痈疽毒疮等症。

黄芪还有加强心脏收缩的作用，尤其是对于因中毒或疲劳而陷于衰竭的心脏病。黄芪还有扩张血管的作用，能够改善皮肤血液循环及营养状况，并且能降低血压。

据《神农本草经》上记载："黄耆，味甘微温。主痈疽久败创，排脓止痛，大风，痢疾，五痔，鼠瘘，补虚，小儿百病。一名戴糁。生山谷。"

15. 刺五加强身健体抗衰老

> 现代研究发现，刺五加有抗衰老、抗疲劳（其抗疲劳作用比人参皂苷还强）、强壮作用，还能调节神经系统、内分泌系统、心血管系统功能，且有抗菌消炎、抗癌作用。

刺五加，《本草纲目》称之"久服轻身耐老""宁得一把五加，不用金玉满车"。刺五加是备受欧美各国医学界瞩目的中药之一。因为刺五加含有刺五加皂苷类、刺五加多糖类、微量元素等，对多种癌症有抑制功效，可减少放疗、化疗等不良反应，对于防老抗衰及令现代医学束手无策的成人病颇有成效。另外，它还能增加抗压能力，消除疲劳综合征。

16. 冬至节气的饮食

冬至，又称"冬节""贺冬"，二十四节气之一、八大天象类节气之一，与夏至相对。冬至在太阳到达黄经270°时开始，时于每年公历12月22日左右。

冬至在养生学上是一个最重要的节气，主要是因为"冬至一阳生"。古代养生修炼非常重视阳气初生这一时期。认为阳气初生时，要像农民育苗、妇人怀孕一样，需小心保护、精心调养，使其逐渐壮大。从中医养生学的角度看，冬至是"冬令进补"的大好时节。

冬至时节的饮食风俗，各地区有所不同。在中国北方有冬至吃饺子的风俗，过去老北京有"冬至馄饨夏至面"的说法，而南方则是吃汤圆。在山东滕州等地冬至流行过数九当天喝羊肉汤的习俗，有驱除寒冷之意。

17. 红景天是高原良药

红景天，别名蔷薇红景天、扫罗玛布尔（藏名）等，为多年生草本植物，高10~20厘米。可作药用，能够补气清肺、益智养心，是一味作用广泛的中药。亦有很大的美容效果，可作护肤品，也可食用。

红景天的应用历史悠久，两千多年前，青藏高原的人就以它入药强身健体，抵抗不良环境的影响。民间常用来煎水或泡酒，以消除劳累或抵抗山区寒冷。因其有扶正固体、补气养血、滋阴益肺的神奇功效，历代藏医将其视为"吉祥三宝"。

红景天味甘、苦，性平，归肺、心经，具有益气活血、通脉平喘等功效。主治气虚血瘀、胸痹心痛、倦怠气喘等症。红景天还具有改善睡眠、生血活血、滋补元气等功效。

18. 绞股蓝可益气安神

> 绞股蓝,又称天堂草、福音草、超人参、公罗锅底、遍地生根、七叶胆、五叶参和七叶参等。绞股蓝味甘、苦,性微寒,归肺经、脾经、肾经,能益气、安神、降血压、清热解毒、止咳祛痰。

用法与用量。内服:煎汤,15～30克;研末,每次3～6克;或泡茶。外用:适量,捣烂涂擦。

绞股蓝喜阴湿温和的气候,多野生在林下、小溪边等荫蔽处,多年生攀缘草本。主要分布在我国的陕西(平利)、甘肃(康县)、湖南、湖北、云南、广西等地,号称"南方人参"。生长在南方的绞股蓝药用含量比较高,民间称其为神奇的"不老长寿药草"。1986年,国家科技委员会在"星火计划"中,把绞股蓝列为待开发的"名贵中药材"之首位。2002年3月5日国家卫生部将其列入保健品名单。

19. 何首乌是补血常用药

> 何首乌又名野苗、交藤、交茎、夜合、地精等,味苦、甘、涩,性微温,归肝、肾经。

何首乌有明显的补肝肾、益精血、强筋骨、乌发、安神、止汗等功效。用于血虚、头昏目眩、体倦乏力、面色萎黄、肝肾精血亏虚、眩晕耳鸣、腰膝酸软、须发早白、高脂血症等。现代药理学分析发现,何首乌具有促进造血功能、增强免疫功能、降血脂与抗动脉粥样硬化、润肠通便等功能。又因为其富含维生素E,具有延缓衰老、防止皱纹生长等功能。

据《本草汇言》记载:"有微毒。入通于肝,外合于风,升也,阳也。"所以何首乌也不能过多食用。

20. 冬季补肾药膳

> 中医认为，冬季与肾相应，因此，冬季适合养肾。冬季养肾适宜温补。在冬天，根据体质和疾病的需要，有选择性地食用温性药材和食物，不仅能够改善畏寒的现象，还能有效地调节体内的物质代谢，最大限度地把能量贮存于体内。

杜仲羊肉萝卜汤

功效： 本品能补肝肾、强筋骨、安胎，对肾虚腰痛、筋骨无力等症有食疗作用。

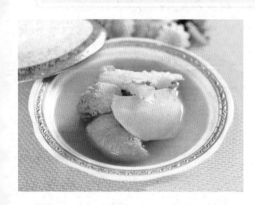

材料： 杜仲15克，羊肉200克，白萝卜50克，羊骨汤400毫升，盐、味精、料酒、胡椒粉、姜片、辣椒油各适量。

做法：

①羊肉洗净切块，汆去血水；白萝卜洗净，切块。

②将杜仲同羊肉、羊骨汤、白萝卜、料酒、胡椒粉、姜片一起下锅，加水烧沸后小火炖1小时，最后加其他调料调味即可。

黑豆红枣猪皮汤

功效： 本品能健脾补肾、益气生津，对元气不足、脾弱便溏等症有食疗功效。

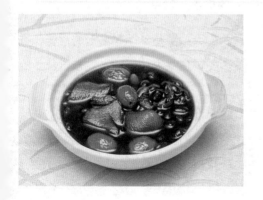

材料： 红枣10枚（去核），猪皮200克，黑豆50克，盐、味精各适量。

做法：

①猪皮刮干净，或者可用火炙烤去毛，入开水汆烫捞出，待冷却之后，切块。

②黑豆、红枣分别用清水洗净，泡发半小时，放入砂煲里，加适量水，煲至豆烂，再加猪皮煲半小时，直到猪皮软化。

③加适量盐、味精，搅拌均匀后即可食。

21. 十二月应季食物

> 十二月有哪些应季水果呢？反季节的西瓜、草莓等最好不要吃，新鲜的时令水果才是最佳选择。具体十二月吃什么水果呢？下面介绍一下十二月适合食用的当季水果。

❀ 橘子

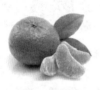

晚熟的橘子到十二月上市。据测，每天吃3个橘子几乎能满足人体一天中所需的维生素C。并且橘子中含有60余种黄酮类化合物，其中的大多数物质均是天然抗氧化剂。橘子可以说全身是宝，具有润肺、止咳、化痰、健脾、顺气、止渴的功效。

❀ 山药

山药为补中益气药，具有健脾益肾的作用，特别适合脾胃虚弱者进补前食用。山药是瘦身的好帮手，因为山药含有的热量少、营养多，容易增强人的饱腹感，可以控制进食欲望。

❀ 白萝卜

营养专家说，白萝卜所含的多种营养成分能增强人体免疫力，常吃白萝卜可降血脂、软化血管、稳定血压、预防冠心病等。

❀ 台湾青枣

大青枣脆嫩多汁，甜度高，口感佳，风味独特，故有"热带小苹果""维生素丸"之美称。鲜食大青枣具有净化血液、帮助消化、养颜美容等保健作用。

❀ 白菜

大白菜是冬季餐桌上的常客，有"冬日白菜美如笋"之美誉，营养价值较高，含有90%以上的纤维素，还含有维生素C、维生素E等。在空气特别干燥的秋冬季，多吃白菜可以起到护肤和养颜效果。